习成医

——做家人的保健医

编著 / 杨朝义

人人能学会的艾灸疗法

推广艾灸疗法，提高全民健康

让中医文化走进千家万户

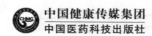
中国健康传媒集团
中国医药科技出版社

内 容 提 要

本着有效推广艾灸疗法的基本思想，本书旨在普及艾灸疗法的运用。将作用广、疗效高、无副作用、易学易用的实用艾灸疗法普及到家家户户，使人人看得懂、学得会、用得上，从而有效地用艾灸方法进行自我保健、预防及治疗疾病。书中技法简、便、廉、验，适宜中医爱好者、艾灸从业者学习参考。

图书在版编目（CIP）数据

习灸成医：做家人的保健医 / 杨朝义编著 . — 北京：中国医药科技出版社，2020.3

ISBN 978-7-5214-1592-6

Ⅰ . ①习… Ⅱ . ①杨… Ⅲ . ①艾灸—基本知识 Ⅳ . ① R245.81

中国版本图书馆 CIP 数据核字（2020）第 026703 号

美术编辑 陈君杞
版式设计 也 在

出版 **中国健康传媒集团** | 中国医药科技出版社
地址 北京市海淀区文慧园北路甲 22 号
邮编 100082
电话 发行：010-62227427 邮购：010-62236938
网址 www.cmstp.com
规格 710×1000mm $\frac{1}{16}$
印张 10 $\frac{3}{4}$
字数 158 千字
版次 2020 年 3 月第 1 版
印次 2020 年 3 月第 1 次印刷
印刷 三河市万龙印装有限公司
经销 全国各地新华书店
书号 ISBN 978-7-5214-1592-6
定价 **39.00 元**

获取新书信息、投稿、为图书纠错，请扫码联系我们。

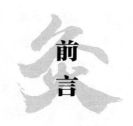

前言

　　艾灸在我国有着悠久的历史，在《孟子》中就有用艾治病的记载，如《孟子·离娄上》："犹七年之病，求三年之艾也。"古代关于灸疗的文献记载很多，1973年湖南长沙马王堆三号汉墓出土的帛书《足臂十一脉灸经》和《阴阳十一脉灸经》，此两书是目前已知最早关于经脉的专著，而此两书均以灸法为用，可见艾灸起源之早和当时艾灸治病的重要性。到了先秦两汉时期，灸法已被广泛运用于各种疾病的治疗，在临床实践以及中医学理论的形成和发展中起到了重大作用，其中《灵枢·官能》篇记载："针所不为，灸之所宜"，确立了灸法的地位与大法。此后，灸法越来越受到重视，从两晋至唐宋时期，是灸法发展的重要时期，这一时期出现了大批的艾灸家及艾灸专著，是灸法之鼎盛时期。

　　艾灸为何从诞生以来就一直长盛不衰呢？这是因为艾灸能激发并提高机体的免疫功能，增强人体的抗病能力，具有温经散寒、扶正祛邪、疏通经络、升阳举陷、调和营卫、拔毒泻热、防病保健、延年益寿、美容养颜等作用，因效果显著而受世人推崇。近年来，艾灸越来越受到人们的欢迎，在国际上的地位也越来越高，不论肤色人种，不论男女老少，一律通用，是一种几乎无创伤、无副作用，随时随地可以进行治疗的方法。其操作简便、易学易懂、疗效显著、经济安全。符合我国全面建成小康社会决胜阶段，人民群众对医疗追求的"简、便、廉、验及安全可靠"的服务要求。

　　《中华人民共和国中医药法》和《中医药发展战略规划纲要（2016—2030年）》等政策法规陆续出台，明确了未来十五年我国中医药的发展方向和工作重点：到2020年实现人人基本享有中医药服务；到2030年中医药服务领域实现全覆盖，中医药健康服务能力显著增强，健康养生和中医"治未病"的理念逐步深入人心。早在春秋战国时期的中医学经典著作《黄帝内经》中就已经全面地总结了先秦时期的"治未病"思想，明确指出"圣人不治已病治未病，不治已乱治未乱"的养生观点，为我国传统预防医学和养生学的发展奠定了基础。治未病的预防医学思想包括未病防病、既病防变和预后防复发三方面，这与现代预防医学体系完全契合。而艾灸这一传承千年的自然疗法，完全符合这一要求，且能够辅助实现让人民群众不生病、少生病、延缓生病、不生大病、得病能治的目的，还能有效地降低医疗费用，实现"多赢"。

本人凭借对中医历代名家专著的研究及多年的临床工作经验，在中国医药科技出版社范志霞编审的邀约与指导下，恰逢时机写作此书。

本书首先介绍了艾灸的基础知识及艾灸之常见问题的预防和应对措施，便于读者合理安全地使用艾灸。然后，运用"杨氏"独创性理论构架详细讲解了各类病症的正确施灸。特点如下：

1. 顺时令而灸

中医最高境界就是天人合一，符合自然规律，生命的延续要顺应自然规律。时令是指季节和时序的变化，时序以十五日为一节，又称节气。一年有二十四个节气。对不同病症可借势季节节气变化进行相应的艾灸，比如"冬病夏治，夏病冬治"。

2. 依五行体质而灸

俗话说"一方水土养育一方人"，由于饮食习惯、居住环境、先天的遗传等不同因素，人们的体质自然会不同。根据金、木、水、火、土五行理论辨体质，而采取相应的艾灸。

3. 依病位而灸

不同的脏腑疾病，均存在相应的艾灸敏感区。如神经系统区、肺区、心区、肝胆区等等，某一个脏腑有病就可在其相应的脏腑区施以艾灸，使得艾灸操作更具有针对性和可行性。

以上是本书的最大特点，读者通过自我阅读，完全可以根据自身具体情况选择适合的艾灸方法进行预防保健和相应的调理。

本书将严谨的图示与通俗易懂的文字有机结合，在方便读者无障碍阅读的同时，可以更直观地参阅图示进行准确的定穴操作，更迅速地帮助读者掌握祛除疾病、预防疾病的有效方法。本书适合各年龄段及各阶层关注健康的人群阅读。希望本书可以成为您的朋友，为您的健康长寿保驾护航。

杨朝义
己亥年季春于潍坊杏林中医

目　录

1

第二篇

依穴施灸
艾灸常用穴位及
病区划分

25

第四章　躯干部艾灸病区划分　/ 65

本篇概括而全面地讲解了艾灸基本知识，通过本篇的阅读学习，读者能够全面透彻地了解艾灸疗法的来龙去脉，感受中医文化之博大精深。

认识艾灸

——历史悠久的中医特色疗法

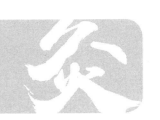

第一章
灸法发展史

第一节　灸法溯源

一、灸法的产生

　　古人在煨火取暖时，由于偶然被火灼伤而解除了某种病痛，从而得到了烧灼可以治病的启示，这就是目前所公认的灸法之起源。通过史料考证，灸法应起源于原始社会时期，距今约一万年。古代称艾灸为灸焫，是点燃、焚烧之意。王冰对此注曰："火艾烧灼，为之艾焫。"即点燃艾绒为灸法。灸，《说文解字》解释言："灸，灼也，从火灸声。"以上文字均说明是有了火之后诞生了灸疗法。《黄帝内经》中有关于灸疗诞生来源的记载，《素问·异法方宜论》曰："北方者，天地所闭藏之域也，其地高陵居，风寒冰冽，其民乐野处而乳食，脏寒生满病，其治宜灸焫。故灸焫者，亦从北方来。"这说明灸法与寒冷的生活环境有密切的关系，北方地区地高天寒，人们喜食牛羊肉乳，故容易发生脏寒证的消化不良，用灸法以祛寒，于是发明了灸法。

二、灸疗为何选用艾草

　　灸法最传统、最基本、最主要的灸料是艾草。用艾治病，早在《孟子》中就有记载，《孟子·离娄上》："犹七年之病，求三年之艾也。"艾，古代名之为"冰台"，当今称之为"艾蒿"。

　　艾草为自然生长于山野之中的菊科多年草本植物，我国各地均有生长，自古医家认为蕲州产者为佳，所以又有"蕲艾"之称。

艾草遍产祖国大江南北，易于采集，取材方面，极易燃烧，火力缓和，渗透性好，具有纯阳之性，无毒无副作用，气味芳香，价格低廉，故上古之人将艾草作为灸料，其他任何灸料也无法与之相媲美。至春秋战国时期，艾已作为灸法的代名词，如《素问·汤液醪醴论》言："当今之世，必齐毒药攻其中，镵石针艾治其外也。"《灵枢·经水》载："其治以针艾，各调其经气，固其常有合乎？"均已将"灸"代之为"艾"所言，因此在民间有将艾草称之为"医草""圣草""神草"等称谓。有谚语云："家有三年艾，郎中不用来。"因此艾草作为灸料是任何其他材料所无法替代的，有其独特的优势。

三、艾灸理论体系的形成

目前所流传下来的史料记载，艾灸疗法体系形成年代应在春秋战国时期。现存文献中最早提及艾灸的著作为春秋时期左丘明的《左传》，《左传·成公十年》中记载了公元前 581 年医缓给晋景公诊病时的一段话，医缓曰："疾不可为也，病在肓之上，膏之下，攻之不可，达之不及，药不治焉。"这里所说的"攻"就是指的灸法，"达"则是指的针砭。而现存文献中最早提及"灸"字的是《庄子·盗跖》："丘所谓无病而自灸也。"对艾灸更为全面之记载则见于这一时期圣典之作《黄帝内经》中，这部经典著作将艾灸疗法的全面运用进行了详细完整的阐释，书中有 36 篇论述了灸法，其中《素问》中有 19 篇，《灵枢》中有 17 篇，可见艾灸疗法在当时的运用已经非常成熟。《灵枢·官能》云："针所不为，灸之所宜"，由此确立了灸法地位与大法，强调与针刺相互补充，补针刺之不足。36 个篇章中将艾灸的作用功效、使用方法、注意事项等都做了全面详细阐述，这对后世灸法的发展打下了坚实的基础。

四、艾灸理论体系的发展

在春秋战国时期灸法发展已经较为完备，尤其《黄帝内经》一书的问世，对灸法的发展起到了重大推动作用。随着社会进一步发展，到了魏晋、唐宋时期，灸法发展到了鼎盛时段，各种灸法逐渐诞生，许多专著相继问世，如在魏朝时期曹翕撰写了第一部艾灸专著《曹氏灸方》。晋代陈延之《小品方》对艾灸的运用有了更全面的记述，并对禁灸穴位、误灸后果、艾炷大小与疗效的关系和灸治取穴法等细节性的问题有了较深入的阐释。此时期著名炼丹医家葛洪撰写了《肘后备急方》一书，此书收载针灸医方109条，其中99条为灸方，占针灸医方的90%以上。书中对灸法治病的临证选穴、操作方法、治疗效果和禁忌都做了详尽的解说，极大丰富了灸疗学的理论与实践。本书也是记载隔物灸的最早文献，详细记述了各种隔物灸法，如隔蒜灸、隔盐灸、隔胡椒灸、隔面灸、隔黄蜡灸、隔瓦灸等。两晋之后，隔物灸法相当盛行，为灸疗方法的多样化开辟了新途径。隋代巢元方在《诸病源候论》中提出了"灸疮发洪"说、"五脏中风灸背俞"说。

在唐代，药王孙思邈对艾灸的全面发展做出了极大贡献，在其所著的《备急千金要方》中完善了灸法的理论，无论在施灸方法上、灸量上、适应证、禁忌证、注意事项等方面都有全面而详细的介绍，特别提出了热证可灸的理论，有效地扩大了艾灸的运用范围。当时医家王焘最是主张用灸法治病的思想，在其所著的《外台秘要》中完全弃针而用灸，并记载了用灸法治病的经验。唐时期诞生了专门施灸的医生，称为"灸师"。可见这一时期灸法的盛行。

到了宋代，秉承唐代之繁荣，艾灸技术不断发展，仍然涌现出了大批的艾灸名家，并有许多专著相继问世，如《备急灸法》《灸膏肓腧穴法》《西方子明堂灸经》等相关专著，均大量记载了艾灸治疗急症和外科病的方法，使灸疗成为当时的急救措施之一，是艾灸的一大创新发展。另外在《太平圣惠方》《普济本事方》《圣济总录》等医籍中也收录了大量的灸疗内容。此时期的窦材可谓称得上艾灸"第一人"，著有《扁鹊心书》，书中主张扶阳以灸法第一，丹药第二，附子第三的理论。常从脾肾入手进行艾灸，并创造睡圣散以减轻艾灸时的痛苦。他非常强调阳气在人体生理、病理中的重要作用，认为阳气的盛衰是人体生长衰老的根本，阳气的有无是人体生死存亡的关键。

明代针灸名家辈出，涌现出了大批针灸名家和针灸专著，但此时期则是以针为主，以灸为辅，如《针灸大成》《针灸大全》《针灸聚英》《神应经》《针方六集》等针灸名著，均以针法为主。在艾灸方面也有新的发展，这个时段出现了艾绒加药物的"雷火神针""太乙神针"等新灸疗法。同时还出现了"灯火灸""阳燧灸"等新方法，丰富了艾灸学的内容。

清代统治者提出了"针刺火灸，究非奉君之所宜"的荒谬理论，使针灸医学由兴盛走向衰退，无论针法还是灸法皆受到了重创。此时期的灸法著作有吴砚丞《神灸经纶》，书中总结了清以前灸疗学的成就，丰富和发展了重灸派理论。艾灸在统治者阶层用之虽少，但由于其简便易用，作用疗效好，在民间仍广为运用，并一直流传至今。

新中国成立后，党和国家非常重视中医的发展，针灸事业逐渐走向了繁荣，尤其随着针灸进入"人类非物质文化遗产代表作名录"之后，标志着针灸已成为世界医学的一个重要组成部分，艾灸技术在国际上得到青睐。近几年，国家大力倡导中医适宜技术的快速传承发展，艾灸作为优势疗法之一，被重点推广，艾灸事业呈现出前所未有的繁荣景象，相信不久之将来，艾灸疗法将在全世界发出灿烂的光芒，将为人类健康带来一个崭新的春天。

第二节 灸法流派

灸法诞生后，经过各时期的创新发展，形成了多种方法，极大丰富了灸法的内容。根据临床操作方法和治疗范围的不同，可将灸法流派归结为：化脓灸派、隔物灸派、艾卷灸派、炼脐派、热证禁灸派、热证可灸派。各种流派的产生是不同时代背景下的结果，各有其优势性和一定局限性，正是这些不同流派的诞生，呈现出了艾灸欣欣向荣的生命力。

一、化脓灸派

化脓灸是在艾灸中运用较早并被极为重视的一种直接灸法，又被称为瘢痕灸。早在晋代《诸病源候论》《针灸甲乙经》中就记载了发灸疮之说，历代医家对化脓灸的重要性皆有相关的阐释，如晋代陈延之《小品方》中曾有"灸得脓坏，风寒乃出；不坏，则病不除也"之说；宋代时期的《太平圣惠方》中也有类似之说，其言："灸炷虽然数足，得疮发脓坏，所患即瘥；如不得疮发脓坏，其疾不愈。"皆强调了艾灸时化脓的重要性。历史上有相当多的艾灸医家均支持这一说法，如南宋时期的王执中、窦材，明朝时期的徐春甫、徐凤、龚廷贤、李梴等均是这一用法的倡导者。清代的李守先所著的《针灸易学》言之"灸疮必发，去病如把抓"，认为艾灸就必须要发疮，发疮之后病就能立愈，可见对艾灸发疮的重视程度。

二、隔物灸派

关于隔物灸的最早文献记载可见于东晋葛洪所著的《肘后备急方》中，其专著中载有隔姜、隔蒜、隔盐、隔椒、隔面、隔灸器等隔物灸法，开创了隔物灸的先河，极大地丰富了灸法之内容，备受后世历代医家所推崇。对隔物灸运用发挥较好的医家当属元代朱丹溪，他在《脉因证治》《丹溪手镜》《丹溪心法》等著作中，皆提到了隔物灸法的运用，较常用的有隔蒜灸、隔甘遂灸、隔盐灸、隔皂角灸、隔姜灸、隔附子饼灸等，用于相关疾病的治疗。

隔物灸的临床普及运用，有效减轻了化脓灸所带来的痛苦，灸法也呈现出更加繁荣的景象，到了明代，著名医家薛立斋在隔物灸的运用上又有所发挥，如用隔蒜灸拔毒消肿，用隔豉饼灸治疗肿硬不溃或溃而不敛，用隔附子饼灸治疗疮陷而脓水清稀，用隔香附及木香冰灸治疗肝气郁结之证等。

随着历代医家对隔物灸的运用及创新，隔物灸的间隔物也随之增多，据所流传下来的历代医籍所载，隔物灸的间隔物达 40 余种，除了上述所用外，还有隔薤灸、隔韭灸、隔葱灸、隔鸡子灸、隔虫灸（蟾蜍灸、全蝎灸、蜈蚣灸、螳螂灸、地鳖虫灸、僵蚕灸、蝼蛄灸等）、隔药灸（芥子灸、莱菔子灸、蓖麻仁灸、凤仙花灸）、隔碗灸、隔核桃灸等，种类涉及植物、动物、器皿、纸、布等，花样繁多，不胜枚举。

三、艾卷灸派

艾卷灸发展相对较晚，最早的记载可见于明初朱权的《寿域神方》，载曰："用纸实卷艾，以纸隔之点穴，于隔纸上用力实按之，待腹内觉热，汗出即瘥。"这种方法称为实按灸。在当时所用的这些艾卷并不掺药末。后来在李时珍的《本草纲目》、杨继洲的《针灸大成》中出现了加有药物组成的艾卷，因加用药物的不同又有不同的名称，如加入麝香、穿山甲、乳香等药末，称之为"雷火神针"或"雷火针法"。再后来还有"太乙神针""三气合痹针""百发神针""消癖神火针""阴证散毒针"等不同名称的艾卷诞生。还出现了一系列的相关专著，如清代雷少逸的《雷火针法》、韩贻丰的《太乙神针心法》、周雍和的《太乙神针附方》、陈惠畴的《太乙神针方》等。现代广为运用的艾卷灸法、药条灸法均是由此发展而来，因其运用更为简便，有效地推动了艾灸疗法的普及。

四、炼脐派

炼脐是指用不同的药物以适当的剂型填于脐中而实施隔物灸的一种方法，是中医温补派在灸法方面的发展运用，有操作简单、作用广泛的特点。脐部用药记载甚早，在1973年马王堆汉墓出土的帛书《五十二病方》中有脐部填药、敷药相关记载，张仲景的《金匮要略》记载了脐部具体施治方法。之后诸多医籍载有关于脐部施灸方法的运用，如葛洪《肘后备急方》有"以盐纳脐中，灸二七壮"治疗霍乱及"救卒中恶死，灸脐中百壮"之运用经验。皇甫谧在所著的《针灸甲乙经》中指出脐部可灸不可刺，曰："脐中，神阙穴也……灸三壮，禁不可针刺，针之令人恶疮溃矢出，死不治。"唐代孙思邈的《备急千金要方》及《千金翼方》中均有关于脐部填盐加灸治疗霍乱、腹鸣、泻痢等消化系统疾病的记载。

炼脐派最具代表性的医家当属明代李梴、龚廷贤，李梴极为重视元气的调理，在脐部保健施灸，创立了炼脐法，为后世脐疗的发展奠定了基础，在其所著的《医学入门》中载有彭祖固阳固蒂长生延寿丹、接命丹、温脐种子方、温脐兜肚方等多种方法。龚廷贤非常重视脐部急救的方法，如抢救溺死、霍乱已死、阴证腹痛冷极、卒中暴厥等病用神阙穴施灸以回阳救急。脐部隔物施灸，无论在保健还是治疗方面都有较好的作用，在男女生殖系统疾病方面，用神阙穴灸法有确实的作用。神阙灸疗法是对保健灸法的丰富和发展，至今广为运用，成为灸疗的重要方法。

五、热证可灸派与热证禁灸派

现代多数资料均有热证禁灸的说法，但是从艾灸最早的文献资料记载来看，并没有热证禁灸的说法，不但没禁灸，还提倡热证用灸的方法，如《素问·骨空论》曰："灸寒热之法，先灸项大椎，以年为壮数……犬所啮处灸三壮，凡当灸二十九处。"指出了热病二十九灸。明代龚居中在《红炉点雪》中非常明确地指出了灸法可治疗寒热虚实诸证，汪石山在《针灸问对》中言："虚者灸之，使火气以助元气也；实者灸之，使实邪随火气而发散也；寒者灸之，使其气复温也；热者灸之，引郁热之气外发，火就燥之义也。"在明代之前也有诸多医家一直支持热证可灸的说法，提出"阳生则阴长"的理论，认为灸法用于阴虚是因为灸能补阳，在补阳时阴也就自然而生，由此形成了"热证可灸"的基本理论。因此在现代临床中应当注意，热证不但可灸，而且疗效非常满意，只要合理运用，就可以得到很好的治疗效果。

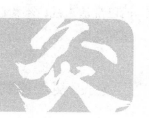

第二章
艾灸的基本常识

在中国许多地区，每年的农历五月五日端午节，有家家户户门上"悬艾人""插菖蒲"以避鬼驱邪、防疫禳毒的风俗。如《红楼梦》有这样的记载："这日正是端阳佳节，蒲艾簪门，虎符系臂。"至今在许多地区民间仍有端午节把艾条插在门上，作驱邪驱蚊之用的传统。在北方地区有食用艾草煮蛋来治疗头晕、头痛及妇科病，在南方地区有用糯米掺艾草制成的"艾饭"应节食品。这说明古人五月采集艾叶的习俗，具有普遍性和重要性，还说明艾草有助于"避恶、除邪"，所以被世人一直所推崇。本章我们来了解一下以艾草为原料的中医艾灸。

第一节　什么是艾灸

一、艾灸的定义

艾灸疗法就是以艾叶为主要原料，用艾绒或艾绒制品（艾炷或艾条），点燃之后在体表穴位上或某一部位上烧灼、温熨，借灸火的温热和艾叶的药物作用来治疗疾病的一种方法。

艾灸法自古被推崇，疗效可靠，方法简单，如《内经》所言："针所不为，灸之所宜。"唐代孙思邈在其著作中更是如此说："圣人以风是百病之长，深为可忧，故避风如避矢。是以防御风邪以汤药、针灸、蒸熨，随用一法，皆能愈疾。至于火艾，特有奇能，虽曰针、汤、散，皆所不及，灸为其最要。"并提出灸为"医之大术，宜深体之，要中之要，无过此术"的治疗理念。可见，艾灸自古就被医家尊为治疗上乘之法。

艾灸疗法不仅仅能够治疗疾病，更重要的是能够防病保健。圣人言："不治已乱治未乱，不治已病治未病。"因此人人皆有必要了解艾灸、掌握艾灸、运用艾灸。

二、艾灸原料

（一）艾叶的优势

艾灸以艾叶为原料。艾叶性味苦、辛、温；归肝、脾、肾经。其作用非常广泛。《本草纲目》说："艾以叶入药，性温，味苦，无毒，纯阳之性，通十二经，具有回阳、理气血、逐寒湿、止血安胎等功效，亦常用于针灸。"西医学研究发现，艾叶具有抗菌、抗病毒、平喘、镇咳、祛痰、止血、抗凝血、镇静、抗过敏及护肝利胆等作用。可见艾叶为施灸原料具有绝对的优势性，这是千百年来我国古代人民智慧的结晶。

艾叶无毒无副作用，易于燃烧，气味芳香，燃烧时热力温和，并有很强的渗透性，易于到达机体深层；艾叶产地广泛，遍布祖国大江南北，取材方便，价格低廉，具有多方面的优势性，是任何其他原料所无法替代的。

（二）艾叶采集与艾绒的制作

采集艾叶有一定的讲究，时间以 3~5 月份为佳，尤其在 5 月份采集的艾叶为最上乘艾叶。当艾叶采集后放置日光下暴晒干燥，然后经过加工，过去多为手工制作（将艾叶放在石臼中捣碎，筛去杂梗和泥沙，再筛再捣再筛，如此反复多次，就达到了淡黄色洁净细软的艾绒，这为质量上乘的艾绒），现多是机械化一次性成品。

（三）艾绒的好坏鉴别

《孟子·离娄上》载曰："七年之病，求三年之艾。"《本草纲目》言："凡用艾叶须用陈久者，治令细软，谓之熟艾。若生艾灸火，则伤人肌脉。"俗语有"家有三年艾，郎中不用来"之说。这皆说明艾叶以陈久者为上乘，为什么这么说呢？这是因为陈艾叶含挥发油少，燃烧缓慢，火力温和，燃烧后烟少，渗透力强，艾灰不易脱落。如果没有霉变，保存好的艾叶，一般时间越长疗效越好。陈年的艾绒颜色为土黄色或金黄色，新艾绒则颜色发绿；陈年的艾绒燃烧后气味芳香，而新艾绒有一股青草味；好的陈年艾绒燃烧后颜色淡白，不浓烈，而新艾绒或有杂质的艾绒颜色浓黑，刺鼻刺眼。真正好的艾绒是纯艾叶制成，不含有枝梗或其他杂质，艾绒较为柔软，极易被捏成一撮。

三、常用的艾灸制品

（一）艾条

艾条是由艾绒制成的一种制品，因方法简便，特别适合家庭自我治疗和保健，是目前用得最广的一种艾绒制品。

纯艾条

纯艾条一般为桑皮纸卷成的不同规格的圆柱形艾条。好的艾条外形整齐，结实而不松散，越紧越好；上乘的艾条必须用好的艾绒制成，必须具备以上好艾绒之优势性。储存时要注意防霉变，霉变的艾条对人有损害。

药艾条

药艾条是艾绒与中药混合而制成，不但发挥了艾绒的特性，而且发挥了中药的特性。比较常用的有普通药艾条、太乙神针、雷火神针、百发神针、消癖神火针、阴证散毒针等几种，用得最多的当属普通药艾条、太乙神针和雷火神针。

普通药艾条：一般常用肉桂、干姜、木香、独活、细辛、白芷、雄黄、苍术、没药、乳香、川椒等中药各等份，研成细末。将药粉混入艾绒中，每根艾条一般加药末 6g 左右，这种药艾条具有更强的活血化瘀和温热的功效。

太乙神针：又称为太乙针灸或太乙灸，是药艾条中较为被推崇的一种，在历代运用中配方不完全相同，目前常用的处方为：人参 125g，参三七、穿山甲（土炮）各 250g，山羊血 62.5g，千年健、钻地风、肉桂、川椒、乳香、没药、小茴香、苍术各 500g，甘草 1000g，蕲艾、防风各 2000g，麝香少许，共研为末。取棉皮纸一层，高方纸两层（纸宽 41cm，长 40cm）内置药末约 25g，卷紧成爆竹状，外用桑皮纸厚糊 6~7 层，阴干待用。

雷火神针：又称雷火针或雷火灸，其药物成分有艾绒 94g，沉香、木香、乳香、茵陈、羌活、干姜、穿山甲各 9g，研为细末，过筛后，加入麝香少许。取棉皮纸两方，一方平置桌上，一方双折重复于上。铺洁净的艾绒于上，用木尺轻轻叩打艾绒，使之均匀成一正方形，然后将药料匀铺于艾绒上，卷成爆竹状，以桑皮纸厚糊 6~7 层，阴干，勿令泄气以备用。

（二）艾炷

艾炷是以艾绒为原料制成的手工圆锥形或现代艾炷器制成的圆柱形小体。手工圆锥形艾炷是古代艾灸所最常用的艾制品，现代用之渐少，尤其家庭所用越来越少。现代艾炷器生产的新式艾炷，因其操作方便，成为家庭较为普及运用的艾制品。

古代传统手工圆锥形艾炷

艾炷的大小在古代有一定的规范性，最小的艾炷规定为如黍米大，最大者如鸡卵大，常用规格有米粒、枣核、橄榄等术语。《扁鹊心书》中载曰："凡灸大人，艾炷须如莲子，地阔三分，勿要坚实；若灸四肢及小儿，艾炷如苍耳子大；灸头面，艾炷如麦粒大。"根据所灸的部位及所使用的对象来规范艾炷之大小。不管艾炷大小，都称之为 1 壮，每燃尽 1 个艾炷，就称之为 1 壮。

手工圆锥形艾炷制作非常简单，一般用手捻，根据所需要的艾炷大小来取适量的艾绒，放在平整的硬面上，用拇、食、中三指一边捏，一边旋转，把艾绒捏成上尖下平的圆锥形小体即可。要求结实均匀，大小一致。

用艾炷器制作艾炷

艾炷器由艾炷模、压棒和探针三部分组成。将艾绒放入艾炷模中，再用压棒直插孔内紧压，即称为圆锥形小体，再用探针从艾炷模背后的小孔中，将艾炷顶出即成。用艾炷器制作的艾炷，艾绒结实紧密，大小一致，便于运用。

（三）常用艾灸器具介绍

随着国家对艾灸疗法的普及与重视，目前在国内外相继研制出了大量相关艾灸器具，这些器具多操作方便，并可加强艾灸的作用效果。

艾灸盒

目前在临床用之最广的当属艾灸盒，属于悬灸的一种。艾灸盒使用起来非常方便，每个人可以在身体的不同部位自己操作。目前临床用的艾灸盒有 1~6 孔之分，根据艾灸盒上空洞的多少分为单眼灸盒、双眼灸盒、三眼灸盒等，可根据艾灸的部位选择合适的艾灸盒。施灸面积小，可以选用单孔或双孔艾灸器，如果施灸的面积大，像背部、腹部常用多孔艾灸盒，使用中以 2~3 孔为最多。使用时可以在内部放置艾炷或将艾条插入孔中，盒子底部有橡皮带可以用来固定。

艾灸罐（也叫随身灸）

艾灸罐与艾灸盒的使用原理、使用方法基本一样，在艾灸罐外边有一个外套，在使用时将外套把艾灸罐包起来，然后在施灸部位用带子系好施以艾灸，可用于身体任何部位，最常用于腰部、腹部的治疗。艾灸时不影响日常生活工作，具有极大的便利性，但疗效明显受到影响。

温灸盒

温灸盒是一种特制的盒形木制或竹制灸具。施灸时，把点燃的艾炷或艾条放置温灸盒中，然后将温灸盒放在施灸部位上，盖上盒盖灸 15~20 分钟，用盒盖来调节温度。

目前还有名目繁多的新式艾灸器具，如脐疗器、艾灸座、艾灸箱（足部、膝关节、颈关节、手腕部、背部艾灸箱等）、纯铜艾灸棒、火龙灸器、立式艾灸器等。且还有许多新式的艾灸器具在运用观察或开发研究中，艾灸的发展正是生机勃勃的春天。艾灸器具的大力开发运用，有效推动了艾灸疗法在民间的实际运用。

第二节 艾灸的优势

艾灸疗法为针灸之灸法，与针刺常常并用，二者治疗途径、作用机理极为相近，相辅相成，所以在中医临床中针与灸并称。但现代一般所说的针灸多是指的针法，很少指灸法，尤其在各大医院针灸科，很少用到灸，多忽视了灸法的运用，由此使得针灸的治疗效果大为逊色。而在实际临床中，灸法具有更大的优势性，更具有推广的意义。

一、适用范围广

艾灸疗法具有广泛的适应证，临床多种疾病皆能辨证选择运用，尤其慢性久治不愈的顽疾使用艾灸常能发挥出独特的作用。艾灸不仅可治疗疾病，还可以防病保健。艾灸具有激发人体正气，增强抗病能力，达到"不治已病治未病，不治已乱治未乱"的预防保健作用。此外，艾灸疗法在美容方面也具有特效的作用，晋代鲍姑认为："灸法不独愈病，且获美艳。"艾灸对损美性疾病如斑秃、面瘫、面肌痉挛、痤疮、雀斑、眼袋、皱纹、润肤、容颜、美发、肥胖等皆能起到有效治疗作用。

二、疗法作用强

艾灸疗法治疗疾病不仅作用广，而且还具有作用肯定、疗效强大的特性，对艾灸优势之病种，往往有立竿见影的效果，某些其他疗法束手无策的疾病，运用艾灸治疗往往会收到奇效。艾灸还可弥补针法之不足，当用针法不能解决时，用灸法往往能迎刃而解，起到良好的治疗作用。临床还可针、灸并用，或是与药物同时使用，可大大增强治疗作用。

三、简便易学，方便运用，便于家庭普及

艾灸取穴不需要高度精准，即使稍有偏差也无大碍，所以非常适合广大百姓自我保健自我调治。普通人在专业人士的指导下即能有效而快速地掌握，即学即用；若具有医学知识，那么学起来更快，运用起来更专业，效果也会更好。艾灸疗法不需要繁琐或昂贵的特殊物品，只需一把艾绒或是一根艾条就能实施，灸具与灸材可以随身携带，随时随地即可运用，是自疗和家庭成员互疗的重要方法。若能长期正确运用，确能达到提高身体体质或治疗疾病的目的。

四、安全价廉

艾草取材方便，全国各地均有生长，且生命力旺盛，这就保证了艾草原料来源。人们可以自己采集，自己加工制成艾绒运用，经济实惠。艾灸疗法安全可靠，在治疗疾病中，即使产生了灸疮，也不用担心，这是艾灸的常见现象，它能有效提高临床治疗效果。

第三节 艾灸常用方法

艾灸疗法运用的关键是掌握艾灸方法，正确合理的方法是安全有效的前提。在艾灸临床中一般根据操作方式的不同，分为艾炷灸、艾条灸、温针灸、温灸器灸及较为特殊的艾灸法。在医疗机构中可根据患者的实际情况选择合适的艾灸法，而对初学者或家庭运用中，则是以安全易学易用的方法为主，如艾条灸中的温和灸、回旋灸、雀啄灸和简便易使的温灸器灸。因此在这里主要介绍简单易学、安全易使的艾灸方法，利于大家学习和有效地推广运用。

一、艾条灸

温和灸

操作方法：将艾卷的一端点燃，对准应灸的腧穴部位或患处，距离皮肤2~3cm，进行熏烤，使患者局部有温热感而无灼痛为宜。一般每穴灸10~20分钟，至皮肤红晕为度。如遇到昏厥或局部知觉减退的患者及小儿时，操作者可将食、中两指置于施灸部位两侧，通过操作者的手指来测知患者局部受热的程度，以便随时调节施灸距离，掌握施灸时间，防止烫伤。

适用范围：这一方法操作简单，治疗效果也非常好，是艾灸疗法最为普及的一种，适用于一切灸法主治的病证。

回旋灸

操作方法：在施灸时，将艾灸点燃的一端与施灸处的皮肤保持一定的距离，不固定位置，均匀地向左右方向移动或反复旋转进行灸治，使皮肤温热而不至于灼痛，一般每穴灸10~15分钟，移动范围在3cm左右。

适用范围：一般主要用于病区面积大的患者，如皮肤病中的皮炎、牛皮癣、伤口感染等，也常用于风寒湿痹证及面瘫患者的治疗。

雀啄灸

操作方法：一般是将点燃的艾条置于穴位上约 3cm 高度，施灸时，艾卷点燃的一端与施灸部位的皮肤并不固定在一定的距离，形似麻雀啄食一般，一上一下地移动，故名为雀啄灸。一般每穴灸 5 分钟，这一方法热感较强，操作者需经一定的练习，熟练后再施灸，操作时一定认真仔细，注意不要烧伤皮肤。

适用范围：主要用于一些急性病（如急救）和比较顽固及特殊病证（如小儿疾患、乳汁不足、胎位不正等）的治疗。

实按灸（药物艾条灸）

实按灸实际也是艾条灸的一种，只不过是艾条中加了部分中药，因其艾条中所用的药物不同可有多种名称，如太乙神针、雷火神针、百发神针等，但操作方法基本一致。操作时要将艾条实按在穴位上，好像用针在针刺一样，故有了针刺的名称，所以一般习惯称之为某某针，不叫某某灸。

操作方法：在施灸部位铺上 6~7 层棉纸或布，将艾条点燃，对准穴位直按其上，稍停 1~2 秒钟，使热气透达深部，若艾火熄灭，可再点再按，每次每穴一般可按灸 5~7 下，至皮肤有红晕为度。

适用范围：主要用于一些重症顽疾，如风寒湿痹、肢体顽麻、瘫痪、半身不遂等病证。操作之前最好经过一定的练习，注意防止烧烫伤。

二、艾炷灸

根据灸后有无烧伤化脓，可分为化脓灸（瘢痕灸）和非化脓灸（非瘢痕灸）两种情况。

非化脓灸（非瘢痕灸）

本法是将艾炷直接置于皮肤上施灸的方法，施灸时以患者感觉温烫为度，使艾灸部位的皮肤发生红晕或轻微烫伤，灸后不化脓，不留瘢痕，是现代艾炷灸法比较常用的方法。

操作方法：为了减少艾灸时疼痛或起疱，先在施灸部位涂以少量凡士林，使之黏附，然后将小艾炷放在穴位上，点燃，当患者感到灼痛时（不等艾火烧到皮肤），即用镊子将艾炷移去或压灭，更换艾炷再灸，灸满规定的壮数为止。一般每穴灸 2~3 壮，以局部皮肤出现轻度红晕为度。为了减轻患者艾灸时的疼痛，当出现不适时，可于穴位周围轻轻拍打，以减轻痛感。若艾灸过度，出现了水疱，可涂一点冰片油、薰衣草精油或芦荟膏等。

适用范围：本法灸后不化脓、不留瘢痕，刺激性强，收效快，适用于一切气血虚弱、慢性腹泻、小儿发育不良及虚寒证等。在运用本方法时，一定注意密切观察，防止烧烫伤。

化脓灸（瘢痕灸）

这一疗法在古代极为盛行，是古代艾灸最主要的方法。而当今之人由于对疼痛极为敏感，加之对美的要求，所以用得较少。这是一种将适宜大小的艾炷直接放置于相关腧穴处进行施灸，局部组织经烧伤后产生无菌性化脓现象（灸疮）的灸法。此法可使局部皮肤溃破、化脓，并留有永久瘢痕，故又称化脓灸、瘢痕灸。

操作方法：可以先在施灸的穴位上涂少量的凡士林或葱汁，以加强黏附和刺激性作用。然后在所选的穴位上施以麦粒大小（故又称为麦粒灸）的艾炷（须上小下大，上尖下平，立体三角形之菱形艾炷），每灸完一壮以纱布蘸冷开水抹净所灸的穴位，再按前法再灸，一般可灸 7~9 壮（一般如麦粒大小）。由于此种灸法较痛，所以在烧近皮肤时，患者感到灼痛时，可在施灸穴位周围用手指轻轻拍打，以减轻痛感。

当灸治完毕后，将局部擦拭干净，然后敷贴玉红膏或创可贴，一般每1~2 日换贴 1 次。于 5~7 天后，灸穴逐渐出现无菌性化脓反应，将疮口周围用酒精或盐水棉球擦净，仍用干敷料覆盖。如脓液多，膏药应勤换，约经过30~40 天，灸疮结痂脱落，局部留有瘢痕。

注意事项：化脓灸时取穴不宜太多，一般以一穴为最好，如两穴同取最好左右对称，最多不宜超过三穴。在灸疮化脓时，局部应注意清洁，避免污染，以免并发炎症。同时可多食一些营养较丰富的食物，禁食生冷，并注意适当休息，保持良好的心态，促使灸疮的正常透发，有利于提高疗效。在没有经验的情况，不宜在家庭中使用这一方法，或应在专业人士的正确指导下从事治疗，加强灸后正确合理的护理，防止发生感染。

适用范围：现代临床用之较少，在家庭治疗中用之更少，但对于顽固性疑难杂症有着较好的作用，有着施灸次数少、疗效高的优点。适合全身各系统顽固病证而又适合用灸法治疗者，如哮喘、瘰疬、肺结核、慢性肠胃病、骨髓炎、关节病、各种癌症等。

三、温灸器灸

在现代，随着艾灸疗法的普及，产生了许多艾灸辅助设备，被称之为温灸器。目前在临床最为常用的温灸器有各种灸盒、灸架、灸筒等。这类温灸器使用非常方便，安全性高，患者可经医生指导后，在家中自我灸治，大大方便了艾灸的操作。

第四节　艾灸的应用范围及注意

一、艾灸疗法的适应证

艾灸疗法具有极其广泛的适应证，不仅可治疗疾病，还有较强的预防保健作用，集预防、保健、治疗为一体。

艾灸疗法的适应证归纳起来可有以下几个方面：一是强身健体，防病保健。二是养颜美容，延缓衰老。三是疗病祛疾。治病范围包括气虚下陷、脏器下垂，如胃下垂、子宫脱垂、脱肛、疝气、崩漏日久、泄泻日久等；脾肾阳虚诸症，如手足不温、久泻、水肿、遗尿、遗精、阳痿、早泄、带下、腰酸腰痛等；厥逆脱证，如大失血而致晕厥、急性呕吐泄泻而致休克、出汗过多而致晕厥、久病慢性消耗性疾病而致昏厥等；外感表证，如感冒、咳嗽、发热、喉痹等；外科疮疡，如瘰疬、乳痈、疔疮未化脓、伤口不愈合、各种痛证等；各种慢性消耗性疾病，如肺结核、癌症、糖尿病、内分泌失调、类风湿、强直性脊柱炎、慢性脏器功能受损性疾病等；一切寒凝血滞、经络痹阻引起的风湿痹痛、痛经、经闭、头痛、颈项痛、肩背痛、腹痛、腰痛、四肢痛等；皮肤顽癣，如各种皮炎、牛皮癣、白癜风、斑秃、虫咬皮炎、带状疱疹等；妇儿诸疾；各种顽症痼疾。

二、艾灸疗法的禁忌

艾灸疗法具有绿色、简便、易学、作用广、疗效强的巨大优势性，但仍然有一定的禁忌范围。艾灸的禁忌包括两个方面的内容：一是艾灸禁忌的部位；二是艾灸禁忌的时机。

艾灸禁忌的部位

关于艾灸的禁忌部位和禁忌穴位自古便有相关记载，随着历代临床发展运用，其禁灸穴位不断变化。最早明确提出关于禁灸穴位记载的书籍为《针灸甲乙经》，书中记载了 22 个禁灸穴位。到了清代时期，关于禁灸的穴位记载则达到了 45 个，在同一时期的《针灸逢源》中则提出了禁灸穴 47 穴。从这些禁忌穴位的记载来看，主要有以下几个特点，一是穴位多在头面部；二是多在重要脏器和表浅的大血管附近；三是在皮肤薄的部位。从临床实际情况来看，这些穴位或这些部位不是完全禁灸，而是不适宜某些艾灸方法，如在面部，不能用直接灸的方法，直接灸容易伤及面部皮肤，留下色素沉着，造成损美的问题，但可以用间接灸的方法。在大血管浅表处或关节部位不能施以瘢痕灸，容易伤及血管，但可以施以比较缓和的灸法，如温灸器灸法等。对古代所言的禁灸穴，今人应该较为全面地分析其中的道理，除了个别的穴位如睛明穴、人迎穴、素髎穴等，大部分穴位仍然是可以选择艾灸方法的，但是要注意选择适宜合理的操作方法，如可以选择艾条或灸盒温和施灸，并注意操作事项，使得艾灸疗法更好地为人类健康服务。

艾灸疗法禁忌时机

艾灸疗法是比较安全的治疗方法，但是也要注意不适合施灸的情况，如当大饥、过饱、大渴、大怒、大汗淋漓的时候就不适宜艾灸，此时艾灸容易发生晕灸或使灸的疗效减弱。再如对于孕妇这一特殊群体，艾灸的方法、艾灸的量、艾灸的部位都要注意，不能用瘢痕灸等较为剧烈的艾灸法，其小腹部、腰骶部、乳头、阴部等均不适宜施灸。

三、艾灸疗法的注意事项

① 若要做好艾灸疗法，首先需对艾灸疗法有一个简单系统的学习，掌握一定艾灸知识，必要时可以在专业人士的指导下施灸，以做到方法得当，正确合理地施灸。

② 施灸前要根据所要施灸的部位和艾灸的方法，备好所有用品。施灸时需要暴露一定的部位，所以要注意室内温度，尤其在严寒的冬天和夏令酷暑季节，防止受寒或过度出汗，以免引起感冒或者中暑；要做好排烟系统，注意通风，避免烟尘过度。

③ 要掌握好治疗的适应证和禁灸的情况，选好适宜的艾灸方法，在艾灸初学阶段时，先尝试一些简单的艾灸方法，当熟练了之后再从事复杂而较为专业的方法。

④ 在艾灸时要避免晕灸的情况，如在艾灸过程中，出现眩晕、眼花、心慌、面色苍白、恶心、烦躁、手脚发凉或大汗等不适的情况，要及时终止艾灸，这是可能要发生晕灸的表现。临床晕灸极为少见，但是也要注意，若出现晕灸现象，要及时中断艾灸，然后喝一杯温开水，稍事休息即可缓解。为了避免晕灸的发生，在艾灸时要选择好艾灸姿势，在艾灸过程中保持舒适的姿势，最好采取卧位的姿势。

⑤ 艾灸时始终要用到火，所以一定注意安全，防止艾火脱落，烧伤皮肤或引起火灾。施灸完毕，必须把艾卷或艾炷彻底熄灭，以免引起

火灾。对于昏迷、肢体麻木不仁及感觉迟钝的患者，注意艾灸的程度，避免烧烫伤，在灸时可以用食指和中指置于施灸部位两侧，感知施灸部位的温度，以达到合适的温度。

⑥ 在艾灸中皮肤出现红晕、灼热感属于正常现象。若是灸后皮肤出现了小水疱，可以不必特殊处理，让其自行吸收即可。若是较大的水疱，可用一次性刺血针头从水疱基底部将其穿破，放出液体，然后消好毒，对于一些特殊部位，如容易摩擦的部位，要用消毒纱布包好，不要破坏水疱表层皮肤，以起到保护创面的作用，最后让其自行脱落。

⑦ 在艾灸时要注意灸量，既要达到治疗效果，也不可过量施灸。一般是循序渐进，开始先少量施灸，到一定的量，逐渐增加，使艾灸的火力由弱到强，逐步适应，不要一开始就大剂量施灸。对于身体强壮者可适当多灸，对身体虚弱者适当减少用量。

⑧ 对特殊部位要掌握好使用方法，如颜面五官、阴部、表浅大血管分布处、关节处等部位不宜选择直接灸法，对于妊娠期妇女、月经期女性要掌握好禁灸的部位。

⑨ 艾灸后要避免寒凉生冷，适当多饮温开水，8 小时内尽量不要洗澡，尽量避免辛辣油腻刺激性食物。灸后最好适当休息 15~30 分钟再进行活动。

第五节　艾灸后特殊情况的处理及预防

一、艾灸时如何预防起疱

艾灸时起疱是很常见的一种现象，起疱后虽然没有多大的危害，但是除了化脓灸之外，在一般的艾灸中应尽量避免出现起疱的现象。在施灸过程中如果在灸处出现了水疱，应中止艾灸直至水疱愈合方可继续施灸。那么如何有效预防呢？

首先要注意施灸时的艾灸强度和施灸量，这是一个关键，在施灸时要按照各种艾灸具体操作要求正确施灸，既要达到艾灸强度，又不可过猛。其次是在施灸之前先于施灸部位涂以一些药物，如凡士林油膏、冰片油，灸完后可立即再涂上一些药膏，如薰衣草精油、芦荟膏、京万红等中药药膏。尤其是薰衣草精油既可以有效地避免起疱现象，并且有很好的渗透性，可以增加作用疗效。

对于起疱后的处理见第四节"三、艾灸疗法的注意事项"第⑥条。

二、如何有效避免艾灸后"上火"的现象

在许多书籍中，包括目前针灸教材中有虚热、实热禁灸之说，导致这一说法的一个重要原因就是对这类疾病进行艾灸时容易导致上火的现象。通过长期的临床运用来看，确实有一部分患者在艾灸时会有这一现象的发生，为何艾灸后会出现这种上火现象呢？这是患者体内瘀毒之邪阻碍了阳气的通行，当艾灸时注入的阳气得不到有效的疏导和运行，就会上火，并不是真正的火热过剩。若治疗时采取一定的方法来防范，则能轻而易举地避免上火现象发生。那么如何防范上火这一现象呢？

第一，凡是热证患者，在施灸时可以首先适当服用一些滋阴中药来预防，如麦冬、知母、沙参、熟地、黄精、石斛、玉竹、百合、桑椹子等中药，或服用一些中药膏剂，如桑椹膏、黄精膏等，在中医临床中有"补阳艾灸第一，滋阴膏剂第一"之说，所以在艾灸时配合膏剂的运用既能明显提高治疗疗效，还能有效地预防所谓"上火"现象，可谓是一举两得。

第二，一定要注意艾灸的方法。艾灸时先从小量开始，逐渐加大量，刚开始时主要以中下焦（身体下半部）穴位开始，随着进一步的治疗，逐渐配合上焦穴位。对上焦穴位施灸时，应该注意施灸顺序，必须自上而下顺序施灸，且一定配用下焦穴位。上身的穴位少灸，尽量多灸四肢部穴位，如涌泉、三阴交、复溜、太溪、照海穴等，这样就能有效打通经络的运行，通过艾灸的方法把阳气由上往下引导，也就是起到引火下行之效，故而就能够有效地避免上火。尤其是涌泉穴，艾灸涌泉可以很好起到引火下行的作用，上述的其他穴位则是滋阴特效穴位，所以用之就能达到预防上火的效果。

第三，是在艾灸时要避免服用辛辣油腻性食品，以清淡食物为主，在艾灸前后多喝温开水或蜂蜜水，既可以减少上火现象，又可以有效发挥艾灸作用。也可以配合三豆饮（红豆、绿豆、黑豆），这是神医扁鹊用于治疗皮肤病的一个方法，具有止痒解毒清虚热的作用，当艾灸上火时用之有很好的预防与改善作用。

此外，解决艾灸上火现象还可以配合刮痧、拔罐、刺血的方法。如果有虚热或实热的患者，或灸后上火的患者，一般可以在其背部的偏上部位简单进行刮痧或拔罐，可从大椎穴到第7胸椎部位（在两肩胛骨下角）的督脉、膀胱经上进行，每日或隔日1次，连用3~5次即可有效解决。如果用刺血的方法效果更快更好，一般选择耳尖穴、大椎穴或肘窝中（尺泽穴或曲泽穴），用一次性无菌注射针头或刺血笔刺血。耳尖刺血后用手挤捏几次，使之出血，大椎穴或肘窝中刺血后加拔罐即可。还可以选择各经的井穴来处理，如肺火旺盛可以在肺经的井穴少商穴刺血，心火旺盛可以在心包经井穴中冲或心经井穴少冲穴刺血，如果三焦有火就可以选择三焦之井穴关冲穴刺血，以此类推，这是解决艾灸上火非常有效的方法。但刺血这种方法需要一定的专业知识，掌握好消毒及针刺深度等，最好在专业人员指导下操作。

如果在艾灸时，充分用好以上这些方法，就可以完全避免所谓艾灸上火的现象，或虚热、实热不能艾灸的问题，安全地通过艾灸的方法达到治疗目的。

腧穴是人体脏腑经络气血出入的特殊部位，取穴是针灸临床治疗的关键环节之一，是针灸学理论与实践的重要组成部分，针灸疗效的产生取决于穴位、刺激方式及机体反应性三个因素，目前针灸刺激手段多样，包括毫针、艾灸、刺血等多种方法，各有所宜。穴位的选择与刺激方式是获取疗效的关键，腧穴主治具有特异性的调节作用，掌握好穴位的特异性对疗法的选择有着至关重要的作用。

此篇章将艾灸所常用重要穴位全面解析，以通俗易懂、容易定位的方法来定穴，从而达到有效普及的目的，使得每一个愿意学习艾灸者能够快速掌握艾灸常用穴位。

第一篇

依穴施灸

——艾灸常用穴位及病区划分

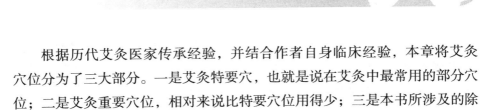

第三章
艾灸常用穴位

根据历代艾灸医家传承经验，并结合作者自身临床经验，本章将艾灸穴位分为了三大部分。一是艾灸特要穴，也就是说在艾灸中最常用的部分穴位；二是艾灸重要穴位，相对来说比特要穴用得少；三是本书所涉及的除特要穴、重要穴外的其他穴位，供大家在阅读本书时查阅。

第一节　艾灸特要穴

气　海

☞**取穴方法**：在下腹部，前正中线上，肚脐正中央直下2横指处取穴。

功效：本穴是人身元气所生之处，是元阳之本。具有补益元气，温肾壮阳，补虚固本，调经止带，通经散瘀，行气化浊的作用。

具体运用：用于一切气虚和慢性消耗性疾病，如中风之脱证、消瘦乏力、脱肛、疝气、子宫脱垂、久泻、气虚无力等；对男女生殖系统因虚而致疾病有很好的作用，如妇科的月经不调、痛经、闭经、带下、崩漏，男科的阳痿、遗精、滑精等；若与关元、足三里、神阙配合使用，可培元固本，延年益寿。

关　元

☞**取穴方法**：在下腹部，前正中线上，在肚脐正中央直下4横指处。

功效：本穴是阴阳元气之交会、精气聚集之处，为男子藏精、女子蓄血之处，是历代临床保健要穴，重要灸穴之一。古有"春灸气海，秋灸关元"之说。宋代窦材言："真气虚则人病，真气脱则人死。保命之法，灼艾第一，丹药第二，附子第三。人至三十，可三年一灸脐下三百壮……余五十常灸关元五百壮遂得老年健康。"可见艾灸本穴能增强生殖系统功能，提高免疫力，延缓衰老，主治诸虚百损，壮一身之气，是全身保健强壮要穴之一。

具体运用： 为强身健体，增强体质的自我灸穴，可用于脱证急救，是各种慢性消耗性疾病的必用穴之一，如各种肿瘤、慢性腹泻、糖尿病等；男科病的要穴，如阳痿、遗精、早泄等；妇科病的要穴，如痛经、闭经、不孕、带下、子宫肌瘤等；泌尿系统疾病的要穴，如尿频、尿闭、疝气等。

神　阙

取穴方法：在肚脐正中央处取穴。

功效： 神阙即肚脐，又名脐中，脐为先天之结缔，是胎儿之精气神有赖母亲脐带血之供养处。因穴在腹部正中央，为阳居阴位，所以本穴宜灸而不宜针刺，是历代禁针而重灸的要穴。脐通百脉，可调阴阳、补气血、温脾肾、培元气，艾灸神阙穴具有强身健体、防病、延缓衰老、补虚疗损、鼓舞一身之阳气的作用。神阙穴为重要保健灸穴。

具体运用： 可用于各种慢性久治不愈的消耗性疾病，各种虚症，脱证急救，慢性腹泻，肠鸣腹痛等。对于体内虚寒、四肢发凉的患者，灸之可增强体质。可用于多种妇科病的调理，如痛经、月经不调、崩漏、不孕等；多种男科病，如遗精、阳痿等；泌尿系统疾病，如尿潴留、尿频、小便不利等。

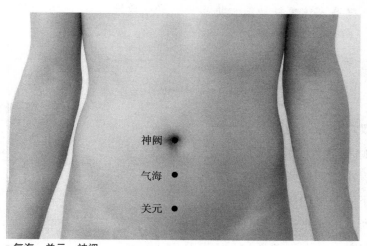

神阙
气海
关元

■气海、关元、神阙

足三里

取穴方法： 在犊鼻下 3 寸，距胫骨前缘旁开 1 横指（中指）。患者屈膝，与屈曲膝盖同侧的四指并拢，拇指与四指成 90°，以拇指内缘按于髌骨上缘。余四指沿髌骨外缘直指向下，当中指尖到达处取之。

功效： 足三里是历代临床重要灸穴之一，无论保健灸还是治疗灸皆有重要的作用。在民间有广为流传的歌谣"常灸足三里胜吃老母鸡"，在针灸临床中有"若要身体安，三里常不干"之说，皆是重视足三里艾灸的体现。艾灸足三里有扶正培元，增强体质，强壮机体的作用，是治疗各种慢性病及强身健体、延缓衰老的重要穴位，并是治疗脾胃病的特要穴，可强脾健胃，改善消化功能，提高人体免疫功能和抗病能力。

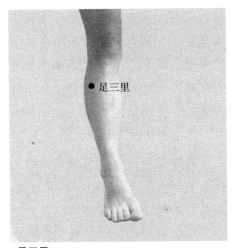

▪ 足三里

具体运用： 无病时艾灸足三里可增强体质，慢性病用之具有扶助正气的功效。是消化系统疾病首选穴，如胃痛、呕吐、呃逆、腹胀、腹痛、肠鸣、泄泻、便秘等各种肠胃疾病。也常用于诸多杂症，如贫血、心悸气短、乳腺疾病、失眠、皮肤病、呼吸系统疾病、膝痛、瘫痪、各种手术之后的调理等。

三阴交

取穴方法： 在内踝尖上 3 寸，胫骨内侧缘后方。将食指、中指、无名指、小指四肢紧紧并拢，然后于小指下缘紧贴内踝尖边缘上，食指上缘所在的水平线与胫骨的后缘交点处取穴。

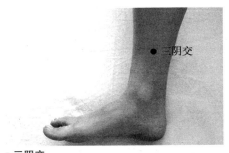

▪ 三阴交

功效： 本穴是脾、肝、肾三经之交会穴，具有健脾、疏肝、补肾的作用，既能补脾养血，又能补肾固精，滋阴柔肝，为治疗妇科病、血证及肝脾肾三脏有关的男女生殖、泌尿系统疾病常用要穴。艾灸之有延缓衰老、调整内分泌、补虚的作用。

具体运用： 本穴临床多以妇科病为用，有妇科病"第一穴"之称，所有有关经血胎产，及子宫精室各症，如月经不调、崩漏、带下、子宫脱垂、经闭、难产、产后血晕、恶露不尽、不孕、更年期、遗精、阳痿、不育、阴茎痛、疝气、小便不利、遗尿等男女生殖及泌尿系统各症。常灸三阴交能调整内分泌，推迟绝经的时间，改善面部气色，有美容、延缓衰老的作用。也是治疗皮肤病的有效穴位，如湿疹、荨麻疹、神经性皮炎等。

膏　肓

取穴方法： 先定大椎穴（低头屈颈，颈背交界处椎骨高突为第7颈椎，其下凹陷处为大椎），再由此向下推4个椎体，其下缘旁开4横指处即是。

功效： 膏生于脾，内护于心，外会于背与肓相交，肓生于肾，两者皆发于本穴之处。艾灸本穴可益气养血，补先天之精，养肺调心，培后天之本，治疗五劳七伤，诸虚百损等多种慢性虚损性疾病。

具体运用： 多用于治疗肺气不足所致的呼吸系统疾病，如咳嗽、气喘等；也是各种虚证之要穴，如

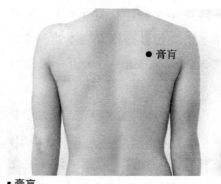

● 膏肓

▪ 膏肓

虚劳羸瘦、五劳七伤（五劳是指久卧伤气、久视伤血、久坐伤肉、久站伤骨、久行伤筋）、四肢倦怠、完谷不化、骨蒸盗汗等症；也是各种原因导致的蛋白尿之经验效穴。还可用于吐血、肺痨。

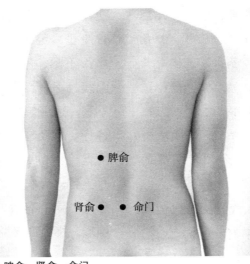

● 脾俞

肾俞 ● ● 命门

■ 脾俞、肾俞、命门

脾 俞

取穴方法：在背部，第 11 胸椎棘突下，脊中旁开 1.5 寸。于肚脐水平线与脊柱相交椎体处，往上推 3 个椎体，正中线旁开 2 横指处取穴。

功效：本穴是脾脏精气输注于背部之处，内应于脾，具有补脾温中，益气养血，健脾和胃，化湿降逆之功。凡脾胃虚弱，气血亏虚，中阳不振，水湿停聚之证，皆可用之。

具体运用：本穴是脾之背俞穴，有健脾温中的作用，凡是脾病者皆可治之，如胀满、呃逆、干呕、积聚、黄疸、食不化、羸瘦、泄痢等症。因脾为后天之本，气血生化之源，所以有益气养血的作用，对气

血亏虚，中阳不振之疾有治疗作用，如各种慢性亏虚型疾病、气血不足之疾等。

肾 俞

取穴方法：在背部，第 2 腰椎棘突下，命门旁开 1.5 寸。于肚脐水平线与脊柱相交椎体处，正中线旁开 2 横指处取穴。

功效：肾俞为肾气在背部输注之处，与肾脏相应，功专补肾，强壮肾气，具有滋阴补肾的作用，既能补肾滋阴，填精益髓，强筋壮腰，明目聪耳，又能温补肾阳，补肾培元，涩精止带，化气行水，养生固本，延缓衰老，强身健体，凡是肾气亏虚而致的疾病皆可用之。古人非常重视肾俞艾灸法，对本穴最为

重视的当属南宋时期著名医家窦材，他在所著的《扁鹊心书》中记载："凡一切大病于此灸二三百壮。盖肾为一身之根蒂，先天之真源，本牢则不死，又治中风失音，手足不遂，大风癞疾。"

具体运用：凡涉及于肾者，如虚劳、羸瘦、腰痛、尿频、遗尿、遗精、阳痿、不育、月经不调、女子带下、不孕、耳鸣、耳聋、目黄、咳喘、泄泻等诸症皆可运用。

命　门

取穴方法：在背部，第2腰椎棘突下。肚脐水平线与后正中线交点处取穴。

功效：本穴两旁应于肾，肾为先天之本，犹如生命之门，故名为命门。灸之则能大补人体之元阳，振奋人体之阳气，培元固本，补一身之真阳，为治疗命门火衰所致诸疾之常用穴，温阳之要穴。

具体运用：凡是因肾阳不足、命门火衰而致的诸疾，如男科的阳痿、早泄、不育，妇科的带下、子宫脱垂、月经不调、不孕，泌尿系统疾病的遗尿、脱肛、疝气等症皆可运用。

血　海

取穴方法：患者屈膝90°，医者以左手掌心按于患者右膝髌骨上缘，手第2~5指向上伸直，拇指呈45°斜置，当拇指尖下取穴。对侧取法仿此。

功效：血海，血液汇聚之海也，有扶脾统血，养血活血，凉血理血之功。凡是有关"血液"之病，本穴皆能调理，尤长于治疗妇科经血之证，根据"治风先行血，血行风自灭"的理论，还常用于各种皮肤病的治疗。

具体运用：本穴为脾血归聚之海，女性以血为本，故本穴常用于月经不调、经闭、崩漏、痛经等妇科诸疾。也是皮肤瘙痒、湿疹、风疹等皮肤病常用特效穴。

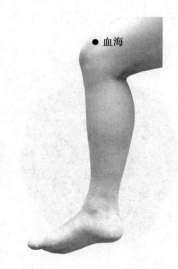

● 血海

▪ 血海

百 会

取穴方法： 正坐，折耳，在两耳尖连线与头正中线相交之凹陷处取穴。

功效： 本穴居于巅顶正中，人身最高之处，为手足三阳、督脉、肝经之会，具有统摄全身阳气的作用，能贯通诸阳经，为回阳九针之一，具有镇静安神、清头散风的作用，是治疗气血下陷证、肝风所致头部疾患之要穴。

具体运用： 本穴是镇静安神、平肝息风之要穴，故常用于中风昏迷、惊悸、头痛、头晕、癫狂、痫证、癔症、失眠、健忘等。又因其有较强的升阳益气的作用，故是气虚下陷之特要穴，灸之作用极强，常用于脱肛、子宫脱垂、胃下垂、疝气、久泻等症。

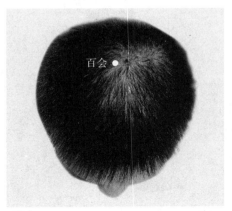

▪ 百会

大 椎

取穴方法： 在第 7 颈椎棘突下，约与肩相平。低头，在颈背交界椎骨高突处椎体下缘凹陷处取穴。

功效： 大椎位于颈部阳位，为阳中之阳，是督脉与手足三阳之会，总督全身之阳气，临床治疗范围广泛，灸之能行气活血，通督镇静，祛寒湿，调寒热。

具体运用： 本穴是督脉之要穴，为全身阳气之所聚，有通督镇静之作用，常用于头晕、头痛、癫狂痫、抽搐、惊风等证；有极强的行气活血之效，常用于头项强痛、肩背痛、颈椎病；是退热最重要的穴位，可用于各种发热之疾。

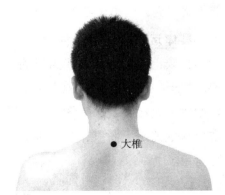

▪ 大椎

中 脘

取穴方法： 在上腹部，前正中线上，肚脐直上5横指处取穴。

功效： 本穴为胃之募穴，八会穴之腑会，具有广泛的功效，灸之具有培补后天、益气养血、温中散寒、调理脾胃、升清降浊诸多作用。

具体运用： 可用于各种慢性消耗性疾病的调理，尤其是脾胃疾病、中焦虚寒类疾病，如胃脘痛、腹胀、

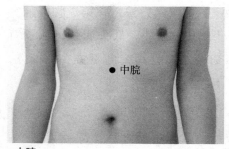

▪ 中脘

泄泻、呕吐、呃逆、食欲不振、消化不良、胃中寒、身体虚弱、疝气、胃下垂、不孕、咳喘、失眠等。

涌 泉

取穴方法： 用力屈足卷趾，则在足底前1/3处有一凹陷，在最低凹陷中取穴。

功效： 本穴为足少阴肾经之井穴，处于人身最低部位，其处为肾之精气如泉水所涌出之部位，具有回阳救逆、补肾强身、延年益寿的作用。

具体运用： 本穴处于人身最低部位，即犹天一之水由地下涌出，故能大补肾气。有回阳的作用，可用于急救。本穴善治头胸部疾病，可引热下行，故是治疗上焦诸热症之重要穴位，凡是寒厥、足胫寒、

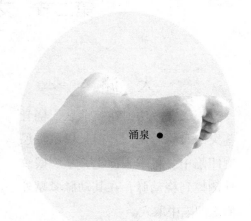

▪ 涌泉

小腹痛、夹脐痛、奔豚气、小便不利、咽痛、舌干、手足心热、头顶痛等证皆可用本穴。

肺 俞

✋ **取穴方法：** 在第 3 胸椎棘突下旁开 1.5 寸。低头屈颈，从颈背交界处椎骨高突向下推 3 个椎体，下缘旁开 2 横指处取穴。

功效： 本穴为肺脏之气输注于背部之处，具有调理肺脏的功效，无论虚实皆能治之，尤其对肺脏之虚证具有特效的作用，是治疗肺脏疾病之首选穴位。

具体运用： 本穴是感冒诸疾之常用穴位，无论寒热虚实皆能运用，为治疗呼吸系统疾病的重要穴

位，如咳嗽、痰多、胸闷喘憋等都适用，根据肺主皮毛也常用于皮肤病的治疗。

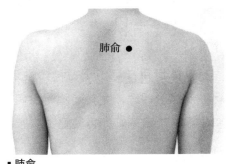

▪ 肺俞

第二节　艾灸重要穴

太 渊

✋ **取穴方法：** 在腕前区，桡骨茎突与舟状骨之间，拇长展肌腱尺侧凹陷中。将掌心向上，从腕横纹外侧摸到桡动脉，在其动脉紧贴外侧缘凹陷中取穴。

具体运用： 太渊穴是手太阴肺经之输穴、原穴，八会穴之一，为脉之会，肺经之母穴，是调补肺气之重要穴位，凡肺气不足之病都可运用，如喘、咳、胸闷等症。

列 缺

✋ **取穴方法：** 在前臂，腕掌侧远端横纹上 1.5 寸，拇短伸肌腱与拇长伸肌腱之间，拇长伸肌腱沟的

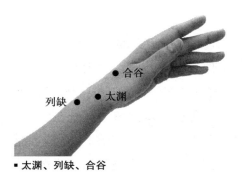

▪ 太渊、列缺、合谷

凹陷中。两手虎口相交，一手食指压于另一手桡骨茎突上，食指尖到达凹陷处即是。

具体运用：列缺穴为手太阴肺经之络穴，八脉交会穴之一，通任脉。用途广泛，常用于感冒、咽喉类疾病，也能用于头项痛等疾病。

合　谷

🖐 **取穴方法：**在手背，第1、2掌骨间，第2掌骨桡侧的中点处。

将一手拇指、食指张开呈90°，以另一手拇指指尖关节横纹压在正对的手的虎口上，指尖点到达处取穴。

具体运用：为手阳明大肠经之原穴，是人身重要穴位之一，用途极广，主要用于各种痛证、感冒和面口疾病，对头面部疾病有特效，故有"面口合谷收"之说，如面瘫、三叉神经痛、面部痉挛、眼疾、鼻疾、牙痛等头面部病证。

曲　池

🖐 **取穴方法：**在肘区，屈肘成直角，在肘横纹外侧端与肱骨外上髁连线的中点处。将肘关节尽力屈曲，在肘横纹外侧端尽头凹陷处取穴。

具体运用：为手阳明大肠经之合穴，临床运用广泛，是治疗感冒的常用穴位，清热的要穴之一，也是治疗皮肤病的要穴，在临床有皮肤病"第一穴"之称。还是筋骨病的特效穴位，特别是治疗膝关节与肘关节疼痛。本穴清头明目的功用很好，用于高血压引起的头痛、头晕极具特效，有降压的功效，是降压特别好的穴位。

手三里

🖐 **取穴方法：**在前臂，肘横纹下2寸，阳溪与曲池连线上。先找到曲池穴、阳溪穴，两穴连线，曲池穴向下3横指处取穴。

具体运用：为手阳明大肠经之穴，犹如足三里之效，尤善调理四肢肩背痛，可用于四肢麻木疼痛、上臂及肩背疼痛、上肢瘫痪等病。

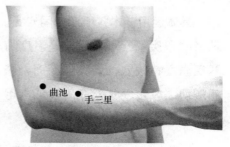

■ 曲池、手三里

天 枢

🖐 **取穴方法**：在腹部，横平脐中，前正中线旁开 2 寸。仰卧位，在肚脐旁开 3 横指，按压有酸胀感处取穴。

具体运用：本穴是大肠之腹募穴，故是肠道疾病之要穴，常用于腹泻、痢疾、便秘、腹痛、腹胀、肠鸣。也是治疗妇科病的要穴，常用于闭经、月经不调、痛经、子宫肌瘤等证。

归 来

🖐 **取穴方法**：在下腹部，脐中下 4 寸，前正中线旁开 2 寸。仰卧位，从耻骨联合上缘沿前正中线向上量 1 横指，再水平旁开 3 横指处取穴。

具体运用：本穴是妇科病的常用穴，如闭经、月经不调、子宫脱垂、带下等证。也是小腹部疼痛及疝气的常用穴。

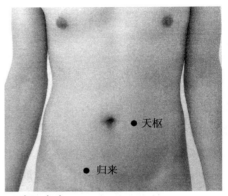

▪ 天枢、归来

阴 市

🖐 **取穴方法**：在股前区，髌底上 3 寸，股直肌肌腱外侧缘。将下肢伸直，从髌底外侧缘直上量 4 横指处。

具体运用：本穴所治如同穴名，凡诸阴寒疾患皆可取用，是治疗阴寒疾患之特效穴，如腰腿冷痛、寒疝痿痹、风湿、膝部冷痛等证，用灸法疗效最为满意。

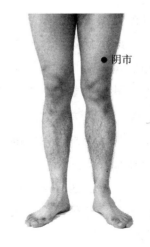

▪ 阴市

犊　鼻

取穴方法：在膝前区，髌韧带外侧凹陷中。坐位，将下肢用力蹬直，膝盖下面外侧缘凹陷中取穴。

具体运用：本穴在古代为禁针之穴，主张用灸法，如《千金方》言："犊鼻肿，可灸，不可刺。"用灸法可治疗膝部冷痛、冷痹不仁、风湿、下肢痿痹等。

条　口

取穴方法：在小腿外侧，犊鼻下 8 寸，犊鼻与解溪连线上取穴。

具体运用：本穴艾灸能温经散寒，舒筋止痛，治疗五十肩（肩背痛）、肩臂痛、小腿转筋、下肢痿痹证等。

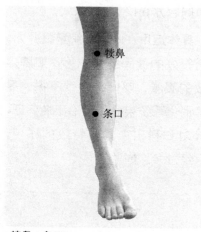

▪ 犊鼻、条口

丰　隆

取穴方法：在小腿外侧，外踝尖上 8 寸，胫骨前嵴的外缘。先定出条口穴，然后再向外量 1 横指处取穴。

具体运用：本穴是治疗痰疾之要穴，凡与痰有关的病证皆宜取之。如咳喘、痰多之有形痰，癫、狂、痫、头昏脑涨之无形痰所致疾病。

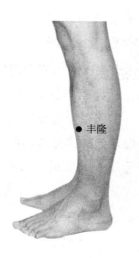

▪ 丰隆

隐 白

取穴方法：在足大趾趾甲内侧缘与下缘各作一垂线之交点（指甲角侧后方 0.1 寸）处取穴。

具体运用：本穴是脾经之井穴，具有很好的健脾统血作用，如脾虚而致的腹胀、呕吐、食欲不振、暴泻等消化系统疾病。善治出血病证，尤其对妇科出血具有特效的作用，如月经过多、崩漏等。

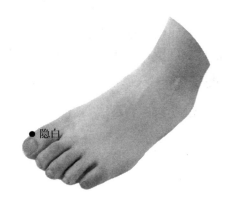

▪ 隐白

太 白

取穴方法：在跖区，第 1 跖趾关节近端赤白肉际凹陷中。在足大趾与足掌所构成的关节后下方，掌背交界线凹陷处取穴。

具体运用：太白穴为脾经之输穴、原穴，具有健脾化湿的作用，是治疗一切因脾虚而致的疾病常用重要穴位，如脾虚而致的腹泻、腹胀、消化不良、呕吐、食欲不振、嗳气等。

▪ 太白

腹 结

取穴方法：在肚脐中央下 1.3 寸，前正中线旁开 4 寸，乳头直下

处即是。

具体运用：腹结为脾经之穴。是腹气结聚的所在，故能调理肠胃之气，凡是肠胃气血不畅的问题皆

可以取本穴解决，如腹痛、疝气、腹泻、便秘等。

食窦

🖐 **取穴方法：** 在胸部，第5肋间隙，前正中线旁开6寸。仰卧位，在乳头旁开3横指，再由此向下1个肋间隙处取穴。

具体运用： 本穴是著名医家窦材最善用灸穴之一，又名之为命关穴。其言之："本穴能接脾脏真气，治三十六种脾病。凡诸病困重，尚有一毫真气，灸此穴二三百壮，能保固不死。一切大病属脾者并皆治之。盖脾为五脏之母，后天之本，属土，生长万物者也。若脾气在，虽病甚不至死，此法试之极验。"艾灸本穴可用于慢性消耗性疾病、各种虚证的治疗。

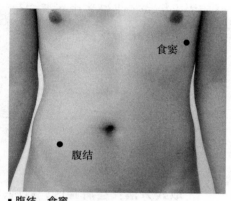

▪ 腹结、食窦

阴陵泉

🖐 **取穴方法：** 在小腿内侧，胫骨内侧髁下缘与胫骨内侧缘之间的凹陷中。用食指沿着小腿内侧向上推，抵达膝关节下，胫骨向内上弯曲凹陷中取穴。

具体运用： 本穴是健脾利湿之要穴，有利湿"第一穴"之称，主治一切湿证，如湿气重而致的头重、眩晕、呕吐，水道不利之水肿、腹胀、小便不利，妇科之带下，男科之阴囊湿疹等。

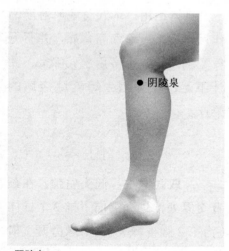

▪ 阴陵泉

神 门

取穴方法：在腕前区，于手腕横纹尺侧肌腱（靠小指侧）里侧边缘凹陷处取穴。

具体运用：神门穴是手少阴心经原穴、输穴，是针灸中重要穴位之一，是治疗心神疾病非常重要的穴位，如常用于失眠、多梦、烦躁、心悸、癫痫等。

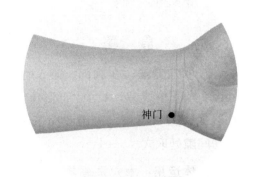

▪神门

天 宗

取穴方法：在肩胛区，肩胛冈中点与肩胛骨下角连线上 1/3 与下 2/3 交点凹陷中。用对侧的手，由颈下过肩，手伸向肩胛骨处，中指指腹所到达处取穴。

具体运用：本穴有散风舒筋的作用，灸之可治疗肩背痛，并有行气宽胸之效，也常用于乳腺炎、乳汁不足、乳腺增生等乳腺疾病的治疗。

风 门

取穴方法：低头屈颈，在颈背交界处椎骨高突向下推 2 个椎体（为第 2 胸椎棘突），下缘旁开 2 横指处取穴。

具体运用：本穴位于肩背部，是风邪容易侵袭之处，其处内应于肺，是治疗风寒感冒、咳嗽的常用穴位。

膈 俞

取穴方法：在两肩胛骨下角水平线与脊柱相交椎体处（第 7 胸椎棘突下），正中线旁开 2 横指（1.5 寸）处。

具体运用：本穴为八会之血会，故治疗各种血证有特效作用，血瘀则凝，得热可散，故宜多灸。本穴并为虚劳特效穴——四花穴之一。《针灸大成》言："按四花穴，古人恐人不知点穴，故立此捷法，当有合于五脏俞也，今以此法点穴，果和足太阳膀胱经背二行膈俞、胆俞四穴。《难经》曰：血会膈俞。血病治此。盖骨蒸劳热，血虚火旺，故取此以补之……" 可见本穴是历代主张用灸法的穴位。因本穴内应横膈膜，故能治疗膈肌疾病。临床常用于吐血、咳血、便血、贫血、皮肤瘙痒、荨麻疹、呕吐、呃逆、胸闷、胸痛、盗汗等证。

肝　俞

取穴方法： 在肩胛骨下角水平线与脊柱相交椎体处，往下推2个椎体（第9胸椎棘突下），正中线旁开2横指（1.5寸）处取穴。

具体运用： 为肝的背俞穴，内应于肝，是治疗肝脏疾患及各种眼疾常用穴。本穴艾灸可起到理肝血而养肝的功效。

心　俞

取穴方法： 在肩胛骨下角水平线与脊柱相交椎体处，往上推2个椎体（第5胸椎棘突下），正中线旁开2横指（1.5寸）处取穴。

具体运用： 为心脏的背俞穴，内应于心，是治疗心疾的要穴。因心主神明，因此本穴有养心安神、

宁心定志的功效。可用于治疗失眠、多梦、癔症、癫证等。

志　室

取穴方法： 在肚脐水平线与脊柱相交椎体处（第2腰椎棘突下），正中线旁开4横指（3寸）处取穴。

具体运用： 本穴与肾俞相平，近于肾脏。肾藏志，肾属水，水之精为志，故名为志室。主要治疗肾虚不固所致病证，如男科的滑精、遗精、早泄，妇科的崩漏带下等证，起到固本封藏之效。尤其用灸法最为适宜，是临床常用灸穴。

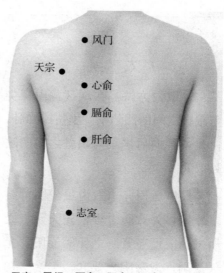

▪ 天宗、风门、膈俞、肝俞、心俞、志室

申 脉

取穴方法： 于外踝尖直下，在外踝骨边缘凹陷中取穴。

具体运用： 申脉穴是八脉交会穴之一，通于阳跷脉。有镇静安神和补阳的作用，主要用于神志类疾病和阳气不足的问题，如失眠、癫狂痫、嗜睡、下肢冷痛等。

至 阴

取穴方法： 在足趾，小趾末节外侧，趾甲根角侧旁开 0.1 寸。在足小趾外侧，趾甲外侧缘与下缘各作一垂线交点处取穴。

具体运用： 本穴为足太阳膀胱经之井金穴，是本经之母穴，交于肾经之处，而胞脉系于肾，故本穴有调理胞宫气血之功，是治疗胎位不正以及难产、胞衣不下之常用穴，尤其善矫正胎位不正，于妊娠后 7~8 个月施以艾灸为最佳。

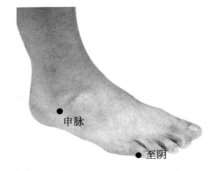

▪ 申脉、至阴

太 溪

取穴方法： 在踝区，内踝尖与跟腱之间的凹陷中。坐位或仰卧，由足内踝向后推至与跟腱之间凹陷处取穴。

具体运用： 本穴为足少阴肾经之原穴，为肾脉之根，先天元气之所发，能调节肾脏之元阴元阳，尤善滋阴，为滋阴之要穴，善治一切阴虚精亏之证。如妇科疾病中的月经不调、不孕，男科疾病中的遗精、阳痿，泌尿系统疾病中的尿频、尿急，以及一切肾虚而致的耳聋、耳鸣、齿痛、腰痛、失眠等证。

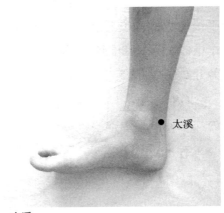

▪ 太溪

照　海

🖐 **取穴方法：** 在踝区，内踝尖下 1 寸，内踝下缘边际凹陷中。自内踝尖向下推，至下缘凹陷处取穴。

具体运用： 照海属于足少阴肾经，是八脉交会穴之一，通于阴跷。本穴滋阴的功效强大，因此有"滋阴第一穴"之称，凡肾阴不足之疾患都可以取用本穴调理。如咽干、咽痒、咽痛、干咳、目涩肿痛、便秘等，也是调理失眠的重要穴位，凡是阴阳交错失调（晚上精神饱满，没有睡意，白天无精打采，昏昏欲睡的情况就属于阴阳交错失调）而导致的失眠就可以用本穴。

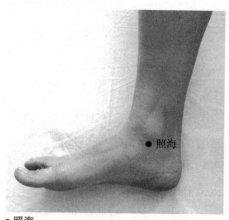

■ 照海

大　赫

🖐 **取穴方法：** 在下腹部，脐中下 4 寸，前正中线旁开半寸。仰卧位，先要摸到耻骨联合的上缘，再向上一横指，旁开半横指处取穴。

具体运用： 本穴为足少阴与冲脉之交会穴，内应胞宫、精室，下焦元阳升发之处，水中之火，有助阳生热之功，功善温阳散寒，是治疗肾阳虚衰，下焦虚寒所致的生殖系统疾病之要穴。如男科的阳痿、遗精、早泄、不育，妇科的带下、子宫脱垂、月经不调、不孕等证，尤其对不孕不育具有特效作用。

气　穴

🖐 **取穴方法：** 仰卧位，肚脐下 4 横指（3 寸）处，再旁开半横指（0.5 寸）处取穴。

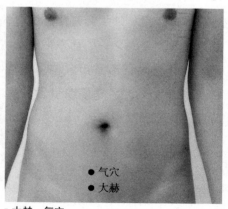

● 气穴
● 大赫

■ 大赫、气穴

具体运用：关元穴为人身元气交关之处，本穴与关元相平，相距甚近，其功效也相近，故名气穴。与冲脉相通，功善补益元气，调理冲任，是治疗肾气不足和冲任失调所致的妇科经带胎产诸疾常用穴，如月经不调、带下、经闭、崩漏、阳痿、早泄等证。

阳池

取穴方法：在腕后区，腕背侧远端横纹上，指伸肌腱的尺侧缘凹陷中。由第4掌骨背面向上推至腕关节横纹之凹陷中取穴。

具体运用：阳池穴为三焦经之原穴，具有调理三焦、疏散风热的作用，可用于耳鸣、耳聋、感冒头痛、消渴病、手臂麻木疼痛等。

外 关

取穴方法：在前臂后区，腕背横纹中点直上3横指（2寸），前臂两骨头之间的凹陷中取穴。

具体运用：外关为三焦之络穴，并是八脉交会穴之一，通于阳维脉。是治疗外感表证最常用穴位，如感冒头痛、发热，风寒侵袭引发的肩背痛、耳鸣、耳聋等。

支 沟

取穴方法：在前臂后区，腕背横纹中点直上4横指（3寸），前臂两骨头之间的凹陷中取穴。

具体运用：支沟穴为三焦经之经穴，本穴重在调理诸气，凡是有关气机不调而致诸疾，皆能够调理。临床常用于便秘、胸胁部胀满疼痛、腹胀等。

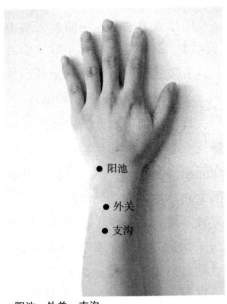

● 阳池

● 外关

● 支沟

▪ 阳池、外关、支沟

风　池

🖐 **取穴方法：** 在颈后区，枕骨之下，胸锁乳突肌上端与斜方肌上端之间的凹陷中。正坐，在后头骨下两条大筋外缘凹陷中，与耳垂齐平处取穴。

具体运用： 本穴为足少阳胆经之穴，是感冒、颈椎病、五官科及脑血管疾病的重要穴位，如感冒、颈项痛、头痛、头晕、鼻病、眼疾等。

肩　井

🖐 **取穴方法：** 在肩胛区，第7颈椎棘突与肩峰最外侧点连线的中点。先找到大椎穴（低头，在颈背交界椎骨高突处椎体下凹陷处），再找到肩峰端，二者连线中点处取穴。

具体运用： 本穴是手足少阳经与阳维脉之交会穴，具有通经活络的作用，常用于颈肩痛、肩背痛、头项强痛、手臂不举、足痿等痿痹证的治疗。还具有催产通乳的作用，常用于乳汁不足、乳腺炎的治疗。

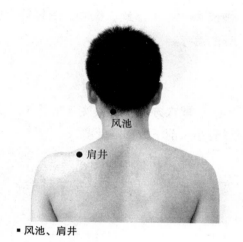

▪ 风池、肩井

带　脉

🖐 **取穴方法：** 在侧腹部，第11肋骨游离端垂线与脐水平线的交点上。以腋中线（从腋窝顶点画一条线）与肚脐水平线相交处取穴。

具体运用： 带脉穴为带脉经气之所过，善调经止带。对腹部肥胖也具有特效作用。

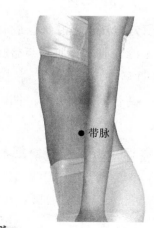

▪ 带脉

风 市

🖐 **取穴方法**：直立垂手，手掌并拢伸直，中指尖到达处取穴。

具体运用：本穴为风邪游行不定聚集之集市，功善祛风，是治疗外风所致之疾要穴，故名为风市。如常用于皮肤瘙痒、荨麻疹、神经性皮炎、半身不遂、失眠、眩晕等证的治疗。

阳陵泉

🖐 **取穴方法**：在膝关节外下方，腓骨小头前下方凹陷处取穴。

具体运用：阳陵泉为胆经之合穴、胆腑的下合穴、八会之筋会，

常用于胸胁部胀痛、胃脘胀满、胆囊炎、四肢及筋骨疼痛等。

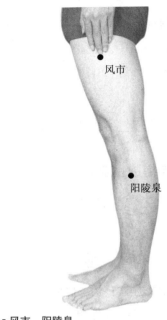

▪ 风市、阳陵泉

膝阳关

🖐 **取穴方法**：在膝部，股骨外上髁后上缘，股二头肌腱与髂胫束之间的凹陷中。屈膝90°，膝上外侧有一高骨，其上方有一凹陷处即是。

具体运用：本穴有舒筋利节的作用，主要用于膝关节肿痛、屈伸不利、腘筋挛急等病证，灸法尤适宜。

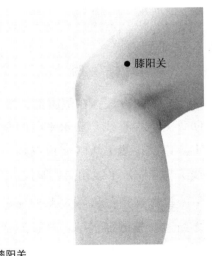

▪ 膝阳关

悬　钟

取穴方法：在小腿外侧，外踝尖直上4横指（3寸）处，腓骨前缘处取穴。

具体运用：本穴为八会髓之会，《甲乙经》称之为足三阳之大络，其功善充髓壮骨，舒筋活络，是治疗髓病骨痿之要穴，如头晕、耳鸣、颈项强痛、半身不遂、失眠等证，灸之对贫血、白血病、记忆力减退、痴呆、痿证等具有特效作用。

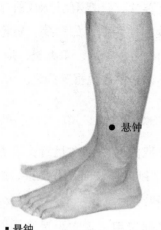

■ 悬钟

内　关

取穴方法：在前臂前区，腕掌侧远端横纹上2寸，掌长肌腱与桡侧腕屈肌腱之间。屈肘微握拳，从腕横纹向上3横指，两筋之间处取穴。

具体运用：本穴为心包经之络穴，又为八脉交会穴之一，通于阴维脉，所以其内关五脏，联络涉及范围甚广，上可宽胸理气，宁心安神，中可和胃降逆，下可理气活血，外能疏通经络，尤善治疗胃、心、胸之疾患。

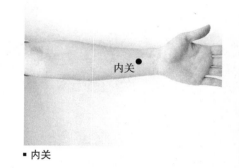

■ 内关

大　敦

取穴方法：坐位或仰卧位，从大趾趾甲外侧缘与下缘各作一垂线，其交点处取穴。

具体运用：本穴是足厥阴经气所出之井木穴，为足厥阴经脉根之所在，灸之则能暖肝而温下元，是治疗前阴病和妇科病之常用穴，治疝气之要穴，凡寒凝肝脉或肝郁气滞所致的前阴病、妇科病，皆能治疗。如疝气、遗尿、睾丸炎、崩漏、月经不调、子宫脱垂等病证。

防治高血压、头痛、头晕、失眠多梦等，是疏肝解郁的要穴位，又被称之为"温柔穴"。

太 冲

🖐 **取穴方法：** 在足背，沿着第1、第2趾间横纹向足背上推，触及一凹陷处取穴。

具体运用： 本穴为足厥阴肝经之输土穴，又是足厥阴肝经之原穴，长于平肝、调肝、柔肝，是治疗肝之脏病、经病的要穴。艾灸此穴可

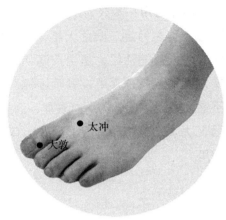

▪ 大敦、太冲

蠡 沟

🖐 **取穴方法：** 在小腿内侧，内踝尖上5寸，胫骨内侧面的中央。坐位或仰卧位，在内踝尖垂直向上7横指，胫骨内侧正中央处取穴。

具体运用： 蠡沟穴为肝经之络穴，善治疗前阴病变，如妇科的带下、子宫脱垂、阴痒、月经不调，男科的睾丸肿痛、阳强，泌尿系统疾病的疝气、小便不利、肛门瘙痒等证，是治疗男女生殖系统疾病的重要穴位，是调理下焦湿热的特要穴位。

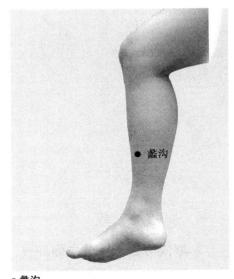

▪ 蠡沟

腰阳关

🖐 **取穴方法**：在脊柱区，第4腰椎棘突下凹陷中，后正中线上。两侧髂前上棘连线与脊柱交点处之凹陷中取穴。

具体运用：本穴是督脉与足太阳经交通之关，阳气通行之处，位居腰部，故名腰阳关。灸之补肾壮阳，温通经脉，为治疗下焦阳气亏虚所致腰痛、阳痿、遗精、痛经、带下之常用穴，是治疗腰部寒湿性腰痛的特效穴位。

至 阳

🖐 **取穴方法**：在脊柱区，第7胸椎棘突下凹陷中，后正中线上。在两侧肩胛下角连线与后正中线相交处，椎体下缘凹陷处取穴。

具体运用：本穴为阳之至极也。故名至阳。有通督温阳之效，尤其用灸法作用更效，适宜阳气虚寒的患者，凡对督脉不通，阳气不足而致的腰背疼痛、脊背强直、胃痛、心痛皆能治疗，并是黄疸病治疗要穴。

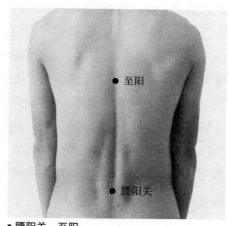

■ **腰阳关、至阳**

风 府

🖐 **取穴方法**：在颈后区，枕外隆凸直下，两侧斜方肌之间凹陷中。沿脊柱向上，在入发际（头发边缘）上1横指处的凹陷中取穴。

具体运用：本穴为督脉之穴，是治疗脑部疾病和感冒的常用重要穴位。可治疗头痛、头晕、感冒、癫痫、躁狂、抑郁等病。

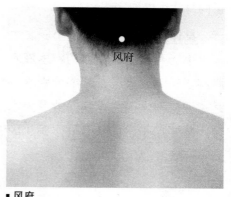

■ **风府**

49

中 极

🖐 **取穴方法**：在下腹部，脐中下4寸，前正中线上。在下腹部正中线上，肚脐中央向下两个3横指处取穴。

具体运用：中极位于下腹部，内应膀胱、胞宫、精室，为任脉与足三阴之交会，膀胱经气汇聚之处，灸之则能温补肾气，温阳化气，治疗下焦虚寒，肾虚所致的生殖泌尿系统疾病，为治疗膀胱腑病之主穴，男科、妇科病常用穴。如泌尿系统之小便不利、遗尿、尿频、疝气，男科之遗精、阳痿，妇科之带下、痛经、闭经、崩漏等相关病证。

水 分

🖐 **取穴方法**：在上腹部，前正中线上，肚脐中央向上1寸（1拇指同身寸）处取穴。

具体运用：本穴位于小肠之上口，小肠有泌别清浊作用，水液入膀胱，渣滓入大肠，能够分别水谷之清浊，利水而主水病，故名为水分。主要用于水肿、急性水泻、腹痛等疾病。

膻 中

🖐 **取穴方法**：在胸部，横平第4肋间隙，前正中线上。于两乳头连线正中点之凹陷处取穴。

具体运用：本穴是任脉、足太阴、足少阴、手太阴、手少阳之交会穴，心包经之募穴，八会穴之气会，故本穴治疗作用极为广泛，是治疗各种心脏病、肺部疾病、乳腺疾病、胸部疾病和调气之重要穴位。如常用于胸部闷痛、咳喘、呼吸困难、心悸、心痛、乳汁不足、乳腺炎、乳腺增生等病证的治疗。

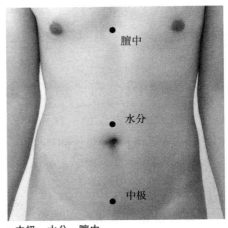

■ 中极、水分、膻中

定　喘

取穴方法： 在大椎旁开 1.5 寸。低头，在颈背交界椎骨高突处椎体下缘，旁开半横指处取穴。

具体运用： 本穴是背部之经外奇穴，以善治喘证而定名，有良好的宣肺理气、止咳平喘之功能，用于治疗一切咳喘疾患。

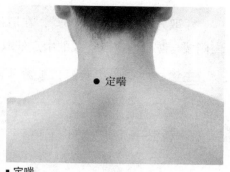

▪ 定喘

第三节　其他穴位

中　封

取穴方法： 在踝区，内踝前，胫骨前肌肌腱的内侧缘凹陷中。将大脚趾上翘，足背内侧可见两条大筋，在两筋之间的凹陷处取穴。

主治： 疝气，遗精，小便不利，腰痛，少腹痛，内踝肿痛。

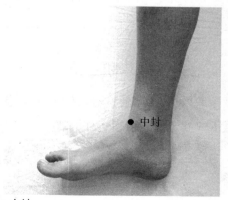

▪ 中封

厥阴俞

取穴方法： 在脊柱区，第 4 胸椎棘突下，后正中线旁开 1.5 寸。低头屈颈，颈背交界处椎骨高突向下推4 个椎体，下缘旁开 2 横指处取穴。

主治： 心痛，心悸，咳嗽，胸闷，呕吐。

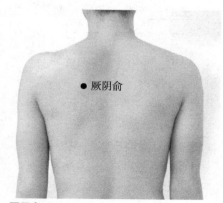

▪ 厥阴俞

少 海

🖐 **取穴方法：** 屈肘90°，在肘横纹内侧端与肱骨内上髁连线的中点处取穴。

主治： 心痛，癫狂痫，腋胁痛，肘臂挛痛麻木，手颤，瘰疬。

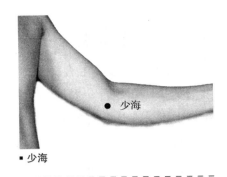

▪ 少海

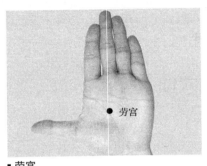

▪ 劳宫

劳 宫

🖐 **取穴方法：** 在掌区，横平第3掌指关节近端，第2、3掌骨之间偏于第3掌骨。握拳，中指尖下是穴。

主治： 中风昏迷，中暑，心痛，烦闷，癫狂痫，口疮，口臭，鹅掌风。

中 府

🖐 **取穴方法：** 在胸部，横平第1肋间隙，锁骨下窝外侧，前正中线旁开6寸。双手叉腰，锁骨外侧端下方有一凹陷，该处再向下1横指处取穴。

主治： 咳嗽，气喘，胸痛，肩背痛。

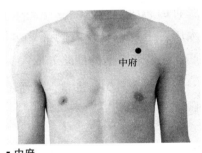

▪ 中府

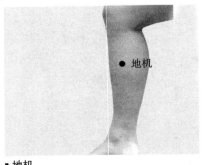

▪ 地机

地 机

🖐 **取穴方法：** 在小腿内侧，阴陵泉穴直下3寸（量4横指）处取穴。

主治： 痛经，崩漏，月经不调，食欲不振，腹痛，腹泻，小便不利，水肿。

内 庭

✋**取穴方法**：于足背第 2、3 趾之间，趾蹼缘后方赤白肉际（叉骨缝）处取穴。

主治：齿痛，咽喉肿痛，鼻衄，热病，胃病吐酸，腹泻，痢疾，便秘，足背肿痛。

厉 兑

✋**取穴方法**：在足背第 2 趾末节外侧，趾甲角侧后方 0.1 寸，趾甲外侧缘与趾甲下缘各作一垂线交点处取穴。

主治：面肿，鼻衄，齿痛，咽喉肿痛，热病，多梦，癫狂。

行 间

✋**取穴方法**：在足背，第 1、2 趾间，趾蹼缘后方赤白肉际处取穴。

主治：中风，癫痫，头痛，目眩，目赤肿痛，青盲，口㖞，月经不调，痛经，闭经，崩漏，带下，阴中痛，疝气，遗尿，癃闭，五淋，胸胁满痛，下肢内侧痛，足跗肿痛。

侠 溪

✋**取穴方法**：在足背，第 4、5 趾间，趾蹼缘后方赤白肉际处取穴。

主治：头痛，眩晕，目赤肿痛，耳鸣，耳聋，胸胁疼痛，乳痈，热病。

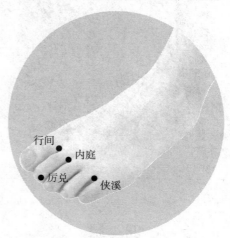

▪ 内庭、厉兑、行间、侠溪

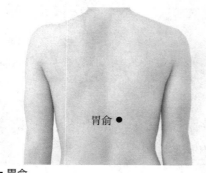

▪ 胃俞

胃 俞

✋**取穴方法**：在脊柱区，第 12 胸椎棘突下，后正中线旁开 1.5 寸。于肚脐水平线与脊柱相交处，往上推 2 个椎体，正中线旁开 2 横指处取穴。

主治：胃脘痛，呕吐，腹胀，肠鸣，胸胁痛。

复 溜

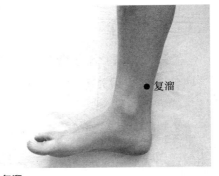
▪ 复溜

🖐 **取穴方法**：在小腿内侧，内踝尖上 2 寸（3 横指），跟腱前缘处取穴。

主治：水肿，腹胀，癃闭，泄泻，盗汗，热病无汗，汗出不止，下肢痿痹。

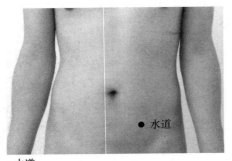
▪ 水道

水 道

🖐 **取穴方法**：在下腹部，从肚脐沿前正中线向下量 3 寸（4 横指），再水平旁开 2 寸（3 横指）处取穴。

主治：小腹胀满，腹痛，小便不利，疝气，痛经，不孕。

曲 泉

🖐 **取穴方法**：屈膝，在膝关节内侧面横纹头凹陷处取穴。

主治：月经不调，痛经，带下，阴挺，阴痒，产后腹痛，遗精，阳痿，疝气，小便不利，膝髌肿痛，下肢痿痹。

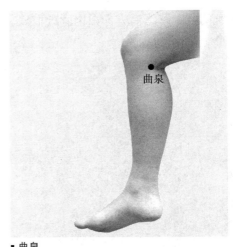
▪ 曲泉

大 陵

🖑**取穴方法**：在腕前区，腕掌侧缘短横纹中，掌长肌腱与桡侧腕屈肌腱之间。在腕横纹上，两条索状大筋之间处取穴。

主治：心痛，心悸，喜笑悲恐，癫狂痫，疮疡，胃痛，呕吐，胸胁满痛，臂痛，手腕痛。

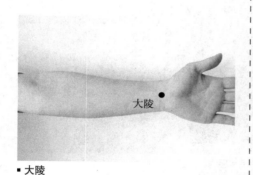

▪ 大陵

少 府

🖑**取穴方法**：在手掌，横平第5掌指关节近端，第4、5掌骨之间。握拳时小指尖所指处。

主治：心悸，胸痛，小便不利，遗尿，阴痒痛，小指挛痛，掌中热。

鱼 际

🖑**取穴方法**：在手外侧，第1掌骨桡侧中点赤白肉际（皮肤颜色深浅交界）处取穴。

尺 泽

🖑**取穴方法**：在肘区，肘横纹上，肱二头肌腱桡侧凹陷中。在肘窝处试摸一大筋（肱二头肌腱），在大筋桡侧缘处。

主治：咳嗽，气喘，咯血，咽喉肿痛，潮热，肺部胀满，急性吐泻，中暑，小儿惊风，肘臂挛痛。

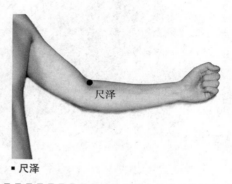

▪ 尺泽

主治：咳嗽，咯血，哮喘，发热，咽干，咽喉肿痛，失音，小儿疳积，乳痈，掌中热。

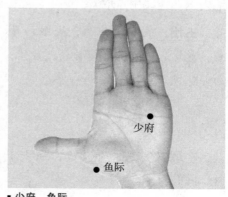

▪ 少府、鱼际

55

液 门

🖐 **取穴方法：** 在手背部，当第4、5指缝间，趾蹼缘上方赤白肉际（颜色深浅交界）处取穴。

主治： 头痛，目赤，耳鸣，耳聋，喉痹，疟疾，手臂肿痛。

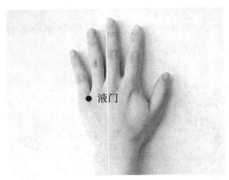

▪ 液门

胆 俞

🖐 **取穴方法：** 在脊柱区，第10胸椎棘突下，后正中线旁开1.5寸。于肩胛骨下角水平连线与脊柱相交椎体处，往下推3个椎体，正中线旁开2横指处取穴。

主治： 黄疸，口苦，呕吐，食不化，胁痛，肺痨，潮热。

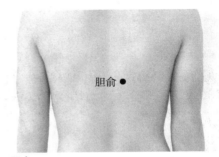

▪ 胆俞

印 堂

🖐 **取穴方法：** 在头部，在两眉毛内侧端连线中点取穴。

主治： 头痛，眩晕，失眠，鼻塞，鼻渊，鼻衄，眉棱骨痛，目痛，小儿惊风。

阳 白

🖐 **取穴方法：** 在头部，眉上1寸，瞳孔直上。

主治： 头痛，眩晕，视物模糊，目痛，眼睑下垂，面瘫。

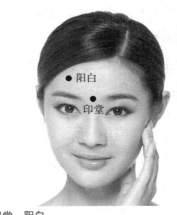

▪ 印堂、阳白

孔 最

🖐 **取穴方法**：在腕横纹与肘横纹连线中点上 1 寸，在尺泽与太渊连线上取穴。

主治：咯血，咳嗽，气喘，咽喉肿痛，鼻衄，热病无汗，痔疾，肘臂挛痛。

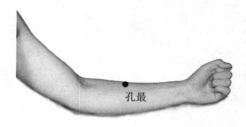

▪ 孔最

梁 丘

🖐 **取穴方法**：在股前区，髌底上 2 寸，股外侧肌与股直肌肌腱之间。将下肢用力蹬直，在膝盖下面外侧凹陷处取穴。

主治：膝肿痛，下肢不遂，急性胃痛，乳痈，乳痛。

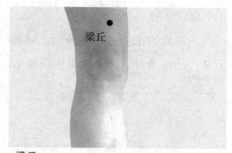

▪ 梁丘

公 孙

🖐 **取穴方法**：在跖区，第 1 跖骨底的前下缘赤白肉际处。在足大趾与足掌所构成的关节内侧，弓形骨后端下缘凹陷处。

主治：胃痛，呕吐，腹痛，腹胀，腹泻，痢疾，心烦失眠，嗜卧。

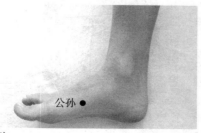

▪ 公孙

期 门

🖐 **取穴方法**：在胸部，第 6 肋间隙，前正中线旁开 4 寸。自乳头垂直向下推 2 个肋间隙处取穴。

主治：胸胁胀痛，乳痈，呕吐，吞酸，呃逆，腹胀，奔豚，伤寒热入血室。

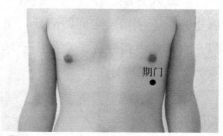

▪ 期门

上巨虚

🖐 **取穴方法**：在小腿外侧，犊鼻下6寸，犊鼻与解溪连线上。于足三里向下量4横指处取穴。

主治：肠鸣，腹痛，腹泻，便秘，肠痈等胃肠疾患，下肢痿痹。

下巨虚

🖐 **取穴方法**：在小腿外侧，犊鼻下9寸。在条口穴向下量1横指处。

主治：腹泻，痢疾，小腹痛，下肢痿痹，乳痈。

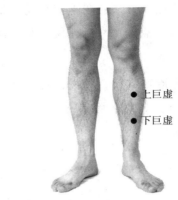

▪ 上巨虚、下巨虚

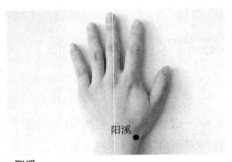

▪ 阳溪

阳 溪

🖐 **取穴方法**：在腕背桡侧。手掌侧放，将大拇指伸直向上翘起，腕背桡侧凹陷中取穴。

主治：手腕痛，头痛，目赤，齿痛，咽喉肿痛，耳鸣，耳聋。

下 关

🖐 **取穴方法**：在面部，颧弓下缘中央与下颌切迹之间凹陷处。闭口，食指、中指并拢，食指点于耳垂旁，中指指腹处取穴。

主治：下颌关节痛，面痛，齿痛，口眼歪斜，耳聋，耳鸣，聤耳。

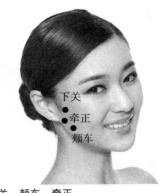

▪ 下关、颊车、牵正

牵　正

🖐**取穴方法**：于耳垂前 0.5 寸平行直线与耳垂中点水平线交点处取穴。

主治：口㖞，口疮。

太　阳

🖐**取穴方法**：在眉梢与目外眦连线中点向后 1 横指，触及一凹陷处取穴。

主治：目赤肿痛，目眩，目涩，偏正头痛，口眼歪斜，牙痛。

地　仓

🖐**取穴方法**：在面部，目正视，瞳孔直下，口角旁开 0.4 寸处取穴。

主治：口角歪斜，流涎，面痛，齿痛。

颊　车

🖐**取穴方法**：在面部，下颌角前上方 1 横指（中指）。上下牙关咬紧时，在隆起的咬肌高点，按之凹陷处取穴。

主治：口角歪斜，面肌痉挛，齿痛，口噤不开，颊肿。

颧　髎

🖐**取穴方法**：在面部，颧弓最高点下缘凹陷处取穴。

主治：口眼歪斜，眼睑𥆧动，齿痛，面痛，颊肿。

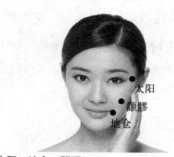

▪ 太阳、地仓、颧髎

安　眠

🖐**取穴方法**：在面部，翳风穴与风池穴连线之中点处取穴。

主治：失眠，头痛，眩晕，心悸，癫狂。

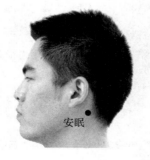

▪ 安眠

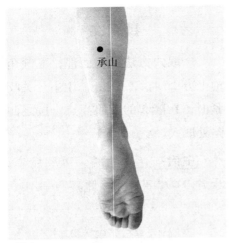

■ 承山

承　山

🖐 **取穴方法**：在小腿后区，腓肠肌两肌腹与肌腱交角处。直立，小腿用力，在小腿的后面正中可见一人字纹，其上尖角凹陷处取穴。

主治：痔疾，便秘，腰腿拘急疼痛，足跟痛，脚气。

次　髎

🖐 **取穴方法**：在骶部，正对第2骶后孔中。

主治：月经不调，痛经，带下，小便不利，遗尿，遗精，阳痿，腰痛，下肢痿痹。

长　强

🖐 **取穴方法**：在尾骨端下，会阴区，尾骨端与肛门连线的中点处取穴。

主治：痔疾，脱肛，泄泻，便秘，便血，癫狂痫，瘰疬，腰痛，尾骶骨痛。

十七椎

🖐 **取穴方法**：在腰区，第5腰椎棘突下凹陷中。在两侧髂嵴高点水平线与脊柱交点（第4腰椎），向下推1个椎体的凹陷处取穴。

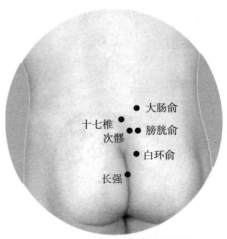

■ 次髎、长强、十七椎、大肠俞、白环俞、膀胱俞

主治：腰骶痛，下肢瘫痪，痛经，崩漏，月经不调，带下，小便不利，遗尿。

大肠俞

取穴方法：在脊柱区，第4腰椎棘突下，后正中线旁开1.5寸。在两侧髂嵴高点连线与脊柱交点，旁开2横指处取穴。

主治：腰痛，腹胀，泄泻，便秘，痢疾，痔疾。

白环俞

取穴方法：在骶部，横平第

4骶后孔，骶正中嵴旁开1.5寸。在两侧髂嵴高点连线与脊柱交点，往下推5个椎体，旁开2横指处取穴。

主治：遗精，白浊，小便不利，带下，月经不调，遗尿，疝气，腰骶疼痛。

膀胱俞

取穴方法：在骶部，横平第2骶后孔，骶正中嵴旁开1.5寸。在两侧髂嵴高点连线与脊柱交点，往下推3个椎体，旁开2横指处取穴。

主治：小便不利，尿频，遗尿，遗精，泄泻，便秘，腰脊强痛。

足临泣

取穴方法：在足背，将小趾向上翘起，小趾长伸肌腱外侧凹陷中取穴。

主治：偏头痛，目赤肿痛，目涩，目眩，乳痈，乳胀，月经不调，胁肋疼痛，足跗肿痛，瘰疬，疟疾。

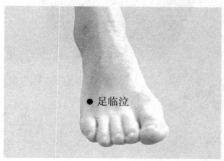

▪ 足临泣

少　泽

取穴方法：在手小指末节尺侧，指甲根角侧上方0.1寸取穴。

主治：头痛，目翳，咽喉肿痛，耳聋，耳鸣，乳痈，乳汁少，昏迷，热病。

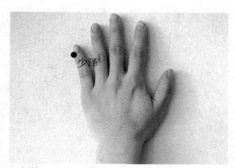

▪ 少泽

乳 根

☞**取穴方法**：在胸部，第 5 肋间隙，前正中线旁开 4 寸。从乳头直下，向下推 1 个肋间隙处取穴。

主治：乳痈，乳汁不足，咳嗽，气喘，胸痛。

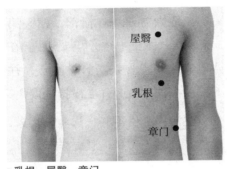

▪乳根、屋翳、章门

屋 翳

☞**取穴方法**：在胸部，第 2 肋间隙，前正中线旁开 4 寸。从乳头沿垂直线向上推 2 个肋间隙处取穴。

主治：咳嗽，气喘，咳唾脓血，胸胁胀痛，乳痈，身肿，皮肤疼痛。

章 门

☞**取穴方法**：在侧腹部，第 11 肋游离端的下际。屈肘合腋，肘尖所指处取穴。

主治：腹痛，腹胀，肠鸣，腹泻，呕吐，胁痛，黄疸，痞块，小儿疳积。

四神聪

☞**取穴方法**：在头部，先定百会（两耳尖与头正中线相交处），其前后左右各 1 横指处取穴。

主治：失眠，健忘，癫狂，痫证，头痛，头晕，目疾，中风偏瘫。

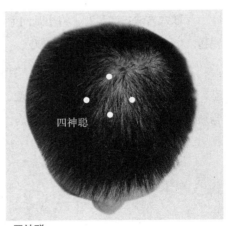

▪四神聪

身　柱

🖑**取穴方法**：在脊柱区，第3胸椎棘突下凹陷中。两侧肩胛骨下角连线与后正中线相交处（第7胸椎），向上推4个椎体凹陷处取穴。

主治：腰脊强痛，身热头痛，咳嗽，气喘，惊厥，癫狂痫，疔疮发背。

胃脘下俞

🖑**取穴方法**：在脊柱区，横平第8胸椎棘突下，后正中线旁开1.5寸处。先定第7胸椎（方法同前），再向下推1个椎体，下缘旁开2横指处取穴。

主治：胃痛，腹痛，胸胁痛，胰腺炎，消渴，咳嗽。

痞　根

🖑**取穴方法**：在腰部，第1腰椎棘突下，旁开3.5寸。从肚脐水平线与脊柱相交椎体处，往上推1个椎体，正中线旁开4横指半处取穴。

主治：胃痛，胃脘胀满，肝脾肿大，腹内包块，腰肌劳损。

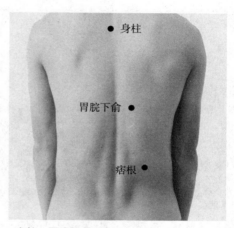

▪ 身柱、胃脘下俞、痞根

拳　尖

🖑**取穴方法**：在手背，当中指本节(第3掌指关节)骨尖上。握拳，在中指背掌指关节隆起处取穴。

主治：目赤肿痛，目翳，急性结膜炎，角膜炎，牙痛，咽喉痛，白癜风，赘疣。

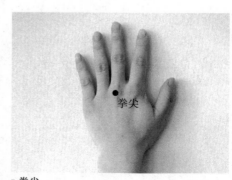

▪ 拳尖

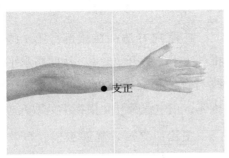

■ 支正

支 正

🖐 **取穴方法**：在前臂后区，腕背侧远端横纹上5寸，尺骨尺侧与尺侧腕屈肌腱之间。在阳谷与小海的连线上取穴。

主治：头痛项强，目眩，热病，癫狂，肘臂酸痛。

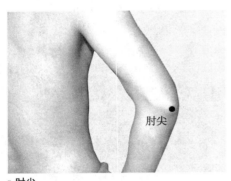

■ 肘尖

肘 尖

🖐 **取穴方法**：屈肘，在尺骨鹰嘴的尖端上取穴。

主治：瘰疬，疮疡。

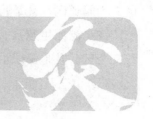

第四章

躯干部艾灸病区划分

掌握好穴位是艾灸疗法的重要内容之一，但是仅掌握这些穴位还不能完全满足实际需求，为此根据不同疾病，将躯干部不同部位划为相应的脏腑治疗区，当某一脏腑有疾病时，除了可以选用第三章所介绍的穴位外，还可以适当配合相应的脏腑区艾灸治疗。脏腑区是一个部位，面积大，便于掌握，更有利于在家庭推广使用。

第一节　背部五脏六腑艾灸区

把整个背部分成八个艾灸区，在某一个脏腑有病时，可在背部找到相应的艾灸区施以艾灸。

（1）神经系统区：包括整个颈部。凡是有神经系统疾病即可在颈部施以艾灸。

（2）肺区：自大椎穴开始，向下量患者自身一手掌大小的一个范围区，为肺部艾灸区。凡肺部疾病即可在这一范围施以艾灸。

（3）心区：自肺区下缘开始，向下量患者自身一手掌大小的一个范围区，为心脏疾病艾灸区。凡是心脏疾病即可在这一范围内施以艾灸。

（4）肝胆区：自心区下缘开始，向下量患者自身一手掌大小的一个范围区，为肝胆疾病艾灸区。凡是肝胆疾病即可在这一范围内施以艾灸。

（5）脾胃区：自肝胆区下缘开始，向下量患者自身一手掌大小的一个范围区，为脾胃疾病艾灸区。凡是脾胃疾病即可在这一范围内施以艾灸。

（6）肾区：自脾胃区下缘开始，向下量患者自身一手掌大小的一个范围区，为肾脏疾病艾灸区。凡是肾脏疾病即可在这一范围内施以艾灸。

（7）肠道区：自肾区下缘开始，向下量患者自身一手掌大小的一个范围区，为肠道区。凡是肠道疾病即可在这一范围施以艾灸。

（8）泌尿生殖系统区：自肠道区下缘开始至尾骨范围区，为泌尿生殖系统艾灸区。凡是泌尿生殖系统疾病即可在这一范围内施以艾灸。

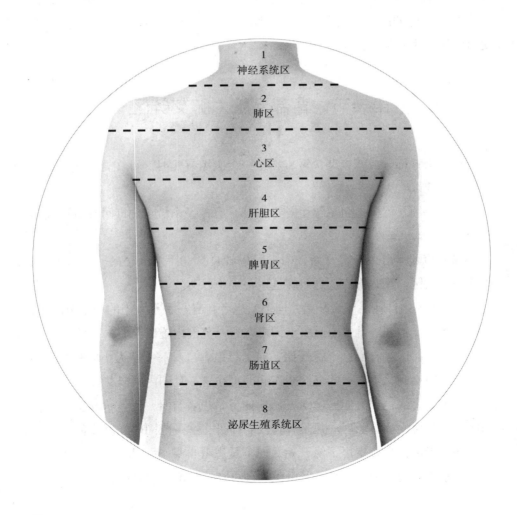

1
神经系统区

2
肺区

3
心区

4
肝胆区

5
脾胃区

6
肾区

7
肠道区

8
泌尿生殖系统区

第二节 胸腹部五脏六腑艾灸区

一、胸腹部艾灸区

（1）肺区：自正中线两侧的锁骨上窝至两乳头之间范围区为肺区。凡肺部疾病即可在这一范围区施以艾灸。

（2）心区：自正中线胸骨上窝至剑突下缘的整个左侧范围区为心区。凡心脏疾病即可在这一范围区施以艾灸。

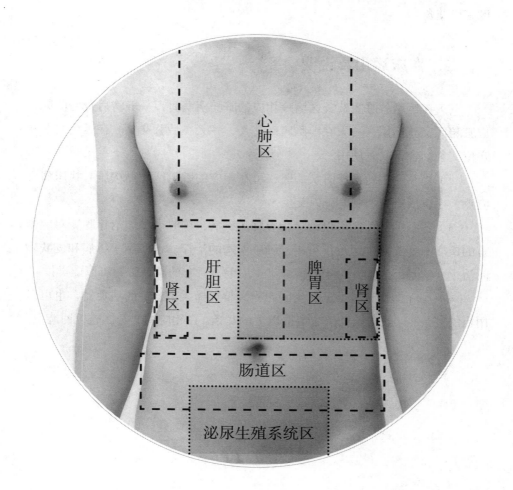

（3）脾胃区：自剑突下缘向右 3cm 至脐，到整个左侧范围区为脾胃区。凡是脾胃疾病即可在这一范围区施以艾灸。

（4）肝胆区：自剑突下缘向左 3cm 至脐，到整个右侧范围区为肝胆区。凡是肝胆疾病即可在这一范围区施以艾灸。

（5）肠道区：自脐向下量患者自身一手掌大小整个小腹部范围区为肠道区。凡是肠道疾病即可在这一范围区施以艾灸。

（6）肾区：两侧腹部分别自第 10 肋骨至肋弓下缘范围区为肾区。凡是肾脏疾病即可在这一范围区施以艾灸。

（7）泌尿生殖系统区：自关元穴（从脐向下量 4 横指处）至趾骨联合上缘整个范围区为泌尿生殖系统区。凡男女泌尿生殖系统疾病即可在这一范围区施以艾灸。

二、临床运用及说明

（1）在运用各脏腑艾灸区治疗相应的脏腑疾病时，一般将后背与前胸相应脏腑区交替运用，一天在前胸腹部艾灸，一天在后背艾灸。在运用时多和穴位艾灸结合，同时使用。

（2）当某一脏腑系统有疾病时，可在相应的脏腑区切循按压寻找压痛反应点，再以反应点为中心施以艾灸。

（3）各脏腑艾灸区不仅治疗相应脏腑疾病，同时也可以治疗脏腑对应器官的疾病。如艾灸肺区不仅可用于肺脏疾病的治疗，也能用于鼻病和皮肤病的治疗，这是因为肺开窍于鼻，肺又主皮毛，所有的其他脏腑可以此类推。

（4）实际操作时可根据艾灸区面积大小选择大小合适的温灸器，也可以用粗的艾条（一般选择直径在 4cm 以上的艾条）在相应的艾灸区施以回旋灸。

艾灸疗法的优势性不仅仅在于治疗疾病，更重要的是防病保健，增强抗病能力，达到健康长寿的目的。这一篇教你如何运用艾灸自我防病保健，增强体质，解决亚健康问题，始终保持一个健康的体魄。

唐代医家孙思邈在《千金要方》说："凡入吴蜀地游宦，体上常须两三处灸之，勿令疮暂瘥，则瘴疠、瘟疟毒气不能着人也。"说明艾灸能够强身健体。之后南宋著名医家窦材在其《扁鹊心书》中言："阳精若壮千年寿，阴气如强必毙伤"，"阴气未消终是死，阳精若在必长生"，认为只有阳气充盛，方可生长，强调扶养阳气，补阳艾灸当属第一，同时提出了"灼艾第一，丹药第二，附子第三"的治疗观点。可见窦氏把灸法扶助阳气作为治疗疾病和养生保健的第一大法。所以才有其"人于无病时，常灸关元、气海、命门、中脘……虽未得长生，亦可保百余年寿矣"之说法。由此无论民间还是医家都极力推崇艾灸养生保健的作用。无病施灸，则能激发人体正气，增强抗病能力，使人精力充沛，健康长寿。若能合理科学地用好艾灸疗法，根据自然界的发展规律、节气的变化、不同体质的情况施以保健灸疗，会起到事半功倍的效果。

未病先防

——艾灸防病保健

第三篇

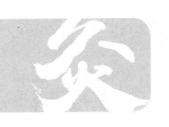

第五章

顺时而灸

人生于天地之间，依赖于自然而生存，人与天地相参，与日月相应。天人相应是中医效法自然、顺时养生的理论依据。因此，自然界的四时气候变化，必然影响到人体，使之发生相应的生理和病理变化。正常的生命活动一定要顺应四时昼夜的变化，动静和宜，衣着适当，饮食合理，春夏养阳，秋冬养阴。只有掌握了自然界的这种变化规律，才能适应其变化，顺势采取适宜的摄生方法，从而有效避免邪气的侵害，提高身体素质，减少疾病发生，达到养生保健的目的。

第一节　春季艾灸

肝气与春气相应，顺应天时，宜在春季养肝。

春季万物开始复苏，自然界呈现出一片生机勃勃的景象，草木生枝长叶，万物欣欣向荣。同时春季干燥多风，人们容易上火，脾气也会变得暴躁起来，这是因为春季肝气开始升发，肝常有余，有余就是多余的意思，多余就是邪气，所以在春季自然就会出现易上火、脾气躁的现象，这时很多人容易出现头晕目眩、耳鸣口苦、心烦易怒、胸胁胀痛、乳房疾病、皮肤病（肝主风）及胃病（多为肝胃不和疾病，这是因肝木克土，肝火旺盛过度克伐脾土所致）等诸多与肝相关疾病，这些疾病就是中医所讲的肝阳、肝气、肝风的问题，肝常有余就指此而言。我们还知道肝藏血，肝本体属阴，其功能是疏泄气血、调畅气机，属肝的阳刚之用，肝阴来制约肝阳，在正常情况下，肝阴肝阳保持着相互制约的动态平衡。但此时自然界之气上升，人体肝阳也上升，肝阳上升就耗肝阴较多，故极易出现肝阴不足肝阳旺盛的季节性问题，就会导致肝血不足的疾病和各种出血证，如春困现象、四肢无力、迎风流泪、眼睛干涩、肢体麻木、抽筋、衄血、吐血、月经过多、崩漏等。

根据顺应天时的养生观点，此时应当顺应肝的生理特点，来解决肝火旺盛、肝阴不足的现实，运用中当以抑肝火滋肝阴为调。此时选择艾灸养肝护肝可达到事半功倍之效，民间有俗语"初春艾灸好处多，胜过参汤和虫草"之说，可见在春天艾灸是非常实用的好方法，通过艾灸以达到协调阴阳，"顺应天时以养生"的思想。

【自我辨证】

我们如何知道自己是否有肝火旺盛或有肝阴不足现象呢？

1. 首先是脾气性格的改变

到了春季之后变得心情急躁起来，无缘无故发无名之火，性格变得格外敏感、暴躁，自我控制不住情绪，或是变得特别爱生闷气，这就是肝火旺盛、阴血不足在作怪，此时就需要及时调理，可以灸太溪、太冲、三阴交等穴位。

2. 睡眠质量下降，出现失眠、多梦的现象

突然或慢慢出现了睡眠的异常改变，晚上变得心情焦躁难以入睡，或睡后易出现惊恐之梦的现象，特别是在 23 点至凌晨 3 点钟更为明显。白天变得没有精神，易瞌睡，特别困倦。

3. 头部及五官常出现典型的变化

易出现头痛，尤其是头顶胀痛或偏头痛，常伴有头晕，或会有无缘无故的耳鸣、耳聋及耳内闷胀感。在晨起时常出现口苦表现，甚或吃东西也总觉是苦味，在日常生活中会不知不觉地流泪，尤其风一吹更易出现，眼睛经常有红肿、瘙痒、疼痛的现象。

4. 胃部易出现症状

春季胃病多发或易复发与肝火旺盛有直接的关系。肝与胃关系极为密切，正常情况下肝木克脾土，也就是脾胃是受肝所管制，但是在此时肝气刚烈，对脾胃管制就会变得强烈，超过了正常，那么使得脾胃难以行动，就容易出现腹部胀满、消化不良、反酸、口苦、食欲不振、恶心、呕吐、便秘、

呕血等胃部疾病表现，这就是中医所说的肝胃不和现象。

5. 易出现咳喘疾病

上面讲的是肝木管制他脏的问题，同时肝木也要受别脏如肺金的管制，也就是中医所言的相生相克、相互制约的关系。春季万物复苏，自然界与人体一片蒸腾之象，正是肝木升发之时，此时肺金难以制约强势的肝木，就要努力来发挥作用来管制，必然就会大量耗损肺气，使得肺气受损，而出现肺气不足的现象，外邪就会乘虚而入，导致咽干口燥、咽痒干咳、喘憋等肺气不足的现象。

6. 女性易出现月经紊乱

女性除了上述共同的一些表现外，还常常会出现月经的系列变化，如月经推迟或提前，经血没有规律，引起崩漏、月经过多、痛经、乳房胀痛等相关问题。

【 顺时选穴 】

太冲　太冲为肝经之原穴，原穴是这条经脉气血最充盛之部位，因此太冲就是肝经气血充盛之处，有疏调肝经气血的作用。本穴疏肝解郁的作用强大，故有"温柔穴"之称。春季肝火旺盛，易脾气躁，此时艾灸之则能疏肝解郁、养肝血，激发肝经之原气，促进肝经气血的运行，达到养肝护肝的功效。

三阴交　三阴交为脾经的穴位，是妇科病的特效穴，广泛用于各种妇科疾病，是脾、肝、肾经之交会穴，故名为三阴交。本穴有健脾、补肾、疏肝的作用。艾灸本穴可起到强脾、滋肾的功效，以防肝火亢盛而过度克伐脾土，引发肝胃不和的病症，并能滋水以涵木，达到滋补肝血、防止春季肝火亢盛的目的。可见春季艾灸本穴极为适宜，起到协调阴阳、调补肝肾的作用，若与足三里同灸，能相互协调、相互为用，有效起到健脾和胃的作用。

足三里是足阳明胃经之合穴，胃腑之下合穴，足阳明胃经多气多血，合穴气血充盛。本穴在五行中属土，为土中之土穴，健脾的功效非常强大，所以具有很好的健脾益胃作用。春季肝火旺盛，脾常不足，所以很容易克伐脾土而过，造成肝胃不和的病症，出现脘腹胀满、嘈杂泛酸、恶心呕吐、嗳气频频、饮食减少等相关症状，此时艾灸足三里有很好的强脾之功，防止脾气受损。

足三里

本穴为足厥阴肝经之经穴，在五行中属金，为木金穴，金克木。因为春季肝火旺盛，更需要金的克制，艾灸本穴则起到调补肺气、抑制肝火过旺的作用，从而使人体保持生克制化的动态平衡发展。

中封

肝俞是肝的背俞穴，内应于肝，是肝脏精气在身体背部汇聚而成的"水潭"，艾灸用之则能补肝阴、平肝气。无论何种肝病皆可以用之，和太冲穴一起用，在针灸临床中称为俞原配穴法，来用于调节一切肝脏之疾。

肝俞

太溪是肾的原穴，是储存肾脏元气的仓库。肝属木，肾属水，树木需要水的浇灌才能够健康苗壮成长。养肝当先滋肾，这属于中医学的滋水涵木治疗法，养肾就等于养肝，肝肾同源，肝藏血，肾藏精，精与血相互滋补，补肾以养肝，这是养肝最好的方法，具有补而不上火的现象。通过艾灸的方法能够更有效调动肾脏的功能，使水分源源不断供给肝脏，达到滋养肝血的作用。可以与其他穴位配合使用，如分别和太冲、肝俞、大敦同灸等，能起到相互协调的作用。

太溪

大敦是肝经第一个穴位，在经络腧穴学中被称为井穴，"井"是指源头、脉根的意思，是肝经脉根之所在，肝经绕生殖器，会任脉，循少腹，故灸之则能暖肝而温下元，凡寒凝肝经而致的生殖系统疾病灸之有特殊的疗效，如妇科的月经不调、崩漏、月经过多、子宫脱垂、闭经等，男科及泌尿系统的阳痿、尿频、遗尿、尿潴留、疝气等，均是特效的穴位。

大敦

在这个季节可选择肾区、脾胃区和肝胆区艾灸。背部与胸腹部艾灸区交替运用，一般与穴位艾灸配合运用。

【艾灸方法】

每次根据自己的身体状况可选择 2~3 个穴位，从上到下进行艾灸。前几次艾灸每穴可先艾灸 10 分钟左右，艾灸几次适应之后，可延长到每穴 15 分钟。如果已有身体不适，可 1 日 1 次，如果没有不适的情况可隔日 1 次，贵在坚持，一般灸 10~15 次之后，休息 1 周后再行下一个疗程。保健灸 2~3 个疗程即可，治疗疾病时灸至所有不适症状消失为止。艾灸区的灸法按照具体的操作方法运用，与穴位结合运用，也可以单独运用。

第二节　夏季艾灸

一、冬病夏治

中医养生最根本的理念是顺应天时，《素问·四气调神大论》言"春夏养阳"，指出了夏季养生保健指导思想。夏季是阳气最盛的季节，在养生保健中以"养阳"为主，主要根据"冬病夏治"的理论施以保健艾灸。

冬病夏治就是一些在冬天易发作的慢性复发性疾病，选择在夏季进行合理的调理，由于夏季气温高，此时利用自然界的有利条件，顺应天时，能起到事半功倍的作用，这已被越来越多的人所接受。夏天阳气最为充盛，气血经络通畅，人体对热度极为敏感，渗透性强。艾叶是温性的，属于纯阳之物，补阳第一。艾灸之阳和夏天之阳相结合，两者的阳热之性合于一起，温补作用大增，此时艾灸能发挥出最好的治疗效果。

【自我辨证】

"冬病"多发生于虚寒性体质，也就是平常所说的"没有火力"的人，这种体质的人常出现手脚冰凉，畏寒喜暖，怕风怕冷，神疲乏力等诸多症状。中医称之为"阳气不足"。

【顺时选穴】

关元　关元为元气之所藏，三焦之气所出，肾间动气之所发，乃十二经脉之根，五脏六腑之本，呼吸之门，三焦之源，是全身各脏腑器官功能活动的原始动力，生命之根本。艾灸之能温肾壮阳，培元固本，大补元气，对所有慢性消耗性疾病、阳气不足、命门火衰等皆是特效的穴位。南宋医家窦材非常善用本穴艾灸，并创立了"住世之法"，即用化脓灸关元穴之法，并有歌曰："一年辛苦惟三百，灸取关元功力多，健体强身无病患，彭篯寿算更如何。"在夏季艾灸关元穴最为适宜，借助自然之阳气，顺势而上，大补肾阳，起到补阳、温阳、护阳的作用，为冬季收藏阳气做好准备。在夏季坚持艾灸关元穴，可以强身健体，延年益寿。

神阙　神阙位于脐中，为先天之结蒂，后天之气舍，真气之所系，功效以温阳救逆，温中和胃为主，是治疗各种虚证、寒证的重要穴位。本穴历来只灸不针，是艾灸重要用穴。因其功效主要以温阳、温中（指脾胃）为核心，因此本穴又被称为"元阳之窍"。在夏季艾灸神阙可补命门之火，助一身之阳气，增强温热之功能。本穴主要用于保健灸、虚寒性腹泻、宫寒不孕、小便不利、水肿等。

肺俞　肺俞为肺脏精气输注之处，内应肺脏，是治疗肺脏疾病的重要穴位。凡是有慢性支气管炎、哮喘、易反复感冒等呼吸系统疾病者，在夏季皆可以灸治此穴。

风门　风门居于肩背部，是风邪侵入之地，也是风邪祛除之处。夏季艾灸风门穴，可以鼓舞阳气，驱散机体内的风寒之邪，从而达到减少冬季感冒发病的目的。

大椎 大椎位于颈部之阳位，为督脉与手足三阳之会，总督全身阳气，因此在夏季极适合灸之。凡四肢寒冷、畏寒怕冷、易感冒、咳嗽、喘逆、风疹、颈项痛、肩背痛、五劳虚损等疾病皆可用之，具有解表、疏风、温阳、增强体质、强壮全身的作用。

膏肓 膏肓既可以扶阳又可以滋阴，是益气养血、补虚的常用要穴之一，凡阳气不足、阴寒内盛所导致的疾病，诸如支气管炎、支气管哮喘、五劳七伤、诸虚百损等疾病，艾灸此穴具有很好的作用。艾灸膏肓可益气养血，补先天，培后天，在夏季艾灸非常适合。

艾灸区的运用 在冬病夏治中可选择肺区与脾胃区的艾灸，背部与胸腹部交替运用，一般与穴位艾灸配合运用。

【艾灸方法】

以上诸穴是夏季艾灸、冬病夏治最常用的穴位，根据自身身体特点，选取相关穴位进行艾灸。一般保健可每穴灸 15 分钟左右，每日或隔日 1 次，灸 2~3 个疗程即可。如果是治疗疾病，一般每穴灸 20~30 分钟，每日 1 次，灸至症状消失，再适当巩固调整即可。艾灸区的灸法按照具体的操作方法运用，可与穴位结合运用，也可以单独运用。

二、夏宜养心

在夏季艾灸除了要根据冬病夏治的理论施灸外，还要根据四时之气与脏腑相应的理论养护对应之脏腑。在一年四季中夏季最为炎热，而对于人体，心为火脏而阳气最盛，同气相求，所以根据顺应天时之理，在夏季应注重养心。

【自我辨证】

凡是心阳不足的患者，在夏季到来的时候，相关症状往往会明显缓解，甚至会有不治自愈的情况。但是对于阴虚阳盛的心脏病和情志病患者来说，在夏季到来的时候则明显加重。当立夏之后，人体阳气处于最旺的时刻，人体气血偏于外向，出汗开始增多，血液循环加快，心跳也增快，心脏的负担就自然加重，此时易耗伤心血，从而引发心火，表现为火气大或情绪的焦躁不安，这时候一定注意养护心脏，不能过累过劳，并且要根据此时的气候特点来合理调理。

【顺时选穴】

内关——保护心脏的第一要穴

内关穴是手厥阴心包经的络穴，又是八脉交会穴之一。在中医学中有心包代心受邪之说，心脏为"皇帝"，心包是来保护心脏的，内关穴就是心脏的开关，刺激内关穴，就能让心包经城门大开，激发阴阳气血的流通，疏通心脏及其联通经络的淤堵。夏季人体阳气最旺，火旺至极，所以阳气外散时，内里虚弱，很容易出现与心脏相关的疾病，此时不适合进行耗散性的活动或外泄之法，而此时通过艾灸内关的方法，可以打开心脏闸门，让气血有效地运行，达到滋养心脏的作用。每次艾灸时间不宜过久，一般 10 分钟即可，可以每日艾灸 2~3 次，强度不宜过大，以感到温热为度。

心俞

心俞穴有强心安神的作用，凡是心脏器质性疾病或是心神疾病可艾灸本穴。一般每日 1 次即可，艾灸时间多在 10~15 分钟左右，灸至穴位处有红晕为止。

厥阴俞

厥阴俞位于背部，为心包的背俞穴。这个穴位能够外泄心包之邪热，有清泻心火的作用。

一般每日 1 次，每次 15~20 分钟左右为宜。

少海

少海穴是手少阴心经之合穴，在肘关节内侧部，取穴时，将肘部弯曲 90°，肘横纹内侧端凹陷处取穴。

少海穴对神志性疾病有非常好的作用，如用于癫狂、痫证、善笑、失眠等治疗，艾灸此穴对心脏疾病也有很好的治疗功效。本穴一般每日 1 次，每次 10~20 分钟，灸至皮肤产生红晕为止。

劳宫

劳宫穴是手厥阴心包经的荥穴，在手掌心部，取穴时握拳屈指，在中指尖尽头处取穴。

劳宫穴清泻心火的作用非常强，可用于心火旺盛而致的相关疾病，如口臭、口疮、心痛、胸闷及癫狂痫等疾病。一般每日 1 次，以感到穴位处温热为度，每次 5~10 分钟为宜。

艾灸区的运用

在夏季宜选择心区和肾区艾灸，背部与胸腹部交替运用，一般与穴位艾灸配合运用。

【艾灸方法】

对于心脏不好的人，在这个季节选择以上穴位艾灸，有事半功倍之效。每个人可根据自己的体质每次选取 2~3 穴，每日或隔日 1 次。保健调理可用 2~3 个疗程（每个疗程 7~10 天），治疗疾病时灸至症状消失为止。艾灸区的灸法按照具体的操作方法运用，与穴位结合运用，也可以单独运用。

第三节 长夏艾灸

长夏宜养脾，防脾湿。

一般认为一年分四季，然而中医学在夏末秋初之间，划出了一个"长夏"，把一年分为了五个季节，分别是春、夏、长夏、秋、冬。各个季节对应一个脏腑，长夏这个季节对应的是脾脏。中医学认为，长夏季节湿热熏蒸，水气上腾，湿气极盛，故长夏多"湿"。人体五脏中脾脏的特点是恶湿喜燥，故五脏之脾与长夏相应。因此，在长夏季节要提防湿邪入侵机体伤害脾脏，保健的要点在于健脾除湿。

【自我辨证】

这个长夏具体时间是指小暑、大暑、立秋、处暑 4 个节气，也就基本包含了整个三伏天。所以凡脾胃不好的人，每到了三伏天就会出现明显加重的情况，自我感觉没有胃口，不想吃饭，并感觉四肢沉重、疲乏无力，不想动，民间一般把这种现象称之为"苦夏"，为何有这种现象出现呢？

长夏季节是湿气最盛的时候，如果脾脏功能不好，或者生活不当，外在的湿邪就极易侵入人体，困遏脾气，就会影响脾脏的运化功能，所以就容易出现劳累困重、腹胀、不消化、食欲减退等脾胃系列症状，这就是中医学中所言的"湿困脾"。如果脾气本身虚弱，运化功能不强，水湿在机体内停留，就会产生水湿痰饮等病理结果，就是中医所言的"脾虚生湿"。

【顺时选穴】

脾俞　脾俞在背部，为脾的背俞穴，是脾脏精气输注于背部的结聚点。艾灸脾俞可补益脾胃，益气养血，健脾化湿，是治疗脾胃虚弱，气血不足，中焦虚寒及脾不统血之疾的有效穴位。长夏时节非常适合艾灸本穴，尤其慢性脾胃病或气血不足之人特别适合。本穴需要重灸多灸，一般每次灸 20~30 分钟，灸至穴位处出现红晕为度，每日可灸 1~2 次。

阴陵泉　阴陵泉在小腿的内侧，为脾经之合穴。本穴健脾祛湿的功效非常强大，有健脾祛湿"第一穴"之称，主治一切湿证，是治湿的要穴，无论外邪湿气的入侵还是脾虚而致的湿邪，本穴都有确实的功效。

丰隆　丰隆穴在小腿外侧，归属于足阳明胃经，为足阳明胃经别走足太阴脾经之络穴，是健脾祛痰、治疗痰湿病证的重要穴位。中医认为痰的产生与脾有关，"脾为生痰之源，肺为储痰之器"，所以痰疾多是因脾而致。对素来脾虚、久治不愈的顽疾艾灸此穴会有很好的疗效。

中脘	中脘穴在腹部，为任脉之穴，是足阳明胃经之募穴，八会穴之腑会。艾灸中脘穴有健脾化湿、升清降浊、和胃降逆、理气消滞的作用。
足三里	足三里在下肢外侧，为足阳明胃经之合穴、胃腑之下合穴。功善健脾和胃，扶正培元，调补气血。长夏艾灸足三里能有效地解决脾胃虚弱的问题，强化脾脏功能，解决"苦夏"的问题。
三阴交	三阴交在下肢内侧，为脾、肝、肾三经交会穴，具有健脾、补肾、疏肝的作用，也是临床重要的灸穴之一，长夏艾灸之有健脾化湿的作用，是夏季艾灸的重要穴位之一。
艾灸区的运用	在这个时段宜选择脾胃区，后背与胸腹部交替运用，一般与穴位艾灸配合运用。

【艾灸方法】

以上诸穴是长夏艾灸健脾非常好的穴位，现代人脾虚脾湿的情况非常多见，因此在长夏季节应该抓住这个时机艾灸调理。每个人根据自己的体质可每次选用2~3穴施以艾灸，每日或隔日1次，每穴艾灸15~20分钟。保健调理可灸2~3个疗程(每个疗程7~10天)，如果治疗疾病则调理到症状消失为止。艾灸区的灸法按照具体的操作方法运用，与穴位结合运用，也可以单独运用。

第四节　秋季艾灸

秋季应注重滋阴润燥。

时令至秋，暑去而凉生，草木皆凋。人体肺脏主清肃下行，为阳中之阴，同气相求，故与秋气相应。故肺主秋。肺与秋同属于五行之金，秋季金旺，因此在秋季中，肺经和大肠经相对处于最旺状态。肝、胆两条经脉五行属性分别为甲乙木，由于秋季金旺克木，因此在秋季中，胆经和肝经相对来说处于最衰弱的状态。但是由于肝常有余，因此适当补肝的同时养好肺脏极为重要。立秋是气候由热转凉，阳气渐收，阴气渐长，由阳盛逐渐转变为阴盛的时期，是万物成熟收获的季节，也就是说，秋天养生一定要把保养体内的阴气作为首要任务。故中医理论有"春夏养阳，秋冬养阴"之说，因此秋季保健艾灸时应注重滋阴润燥的处理，艾灸时主要从肾经、肝经、胆经及肺经方面进行调养。

【自我辨证】

秋季气候多清凉干燥，而肺为清虚之脏，喜润恶燥，故秋季易见肺燥之证，临床常见干咳无痰、口鼻干燥、皮肤干裂等现象。

【顺时选穴】

关元　自古有春灸气海、秋灸关元之说。关元穴为真阳所居、化生精气之处。艾灸关元穴能使清阳上升，浊阴下降，元阳温暖，血液充盈，能培肾固本，补气回阳，通调冲任，理气活血。所以秋季艾灸关元非常适宜。

三阴交　本穴是脾经之穴，又与肝、肾交会，具有健脾、调肝、补肾的作用，并是滋阴的要穴，因秋冬养阴为要，故秋季灸三阴交特别重要，是秋季艾灸的重要穴位之一。

太溪　太溪归属足少阴肾经，为肾脉之根，先天元气之所发，能调节肾脏之元阴元阳，功专滋阴，是滋阴之要穴。本穴符合秋冬养阴之用，能有效解决秋天燥气所带来的干咳无痰、口鼻干燥、皮肤干裂等现象。又因肝肾同源，补肾就能养肝，因此能同时有效解决秋季肝血虚的问题。

照海　本穴属足少阴肾经，为八脉交会穴之一，通于阴跷脉。其功效善滋阴泻火，是滋阴之特效穴。其运用原理和太溪相同。

肺俞　肺俞在背部，为肺的背俞穴，是肺脏精气输注于背部的结聚点，又是虚邪贼风易袭之地。艾灸肺俞有宣降肺气、补虚疗损的作用，因此在秋季艾灸肺俞既能增强肺脏的功能，又能清降肺气，有效防止肺燥的发生，是治疗肺脏内伤、外感诸疾的重要穴位。

中府　中府在胸部，为手太阴肺经之穴，肺之募穴。本穴善调理肺气，既能补益肺气，又能开胸利气，因此肺气不足者可用，气逆喘憋者也可用，故是治疗肺脏疾患常用的穴位。

太渊　太渊在腕前区，是手太阴肺经之原穴、络穴，又是八会之脉会。本穴既可调整肺脏之虚实，又能调整经络之虚实，是治疗肺脏疾病特别重要的穴位。本穴在手腕部，处于桡动脉位置，因此艾灸时不可过强，以温热、舒适为度，以免发疱。

阳陵泉　阳陵泉在小腿外侧，为胆经之合穴，胆腑之下合穴，又为八会之筋会。本穴在五行中属土，为木土穴，因此有肝脾同治的作用，凡因肝气横逆、肝脾不和、肝胆虚弱、肝气郁结的问题皆能解决。

肝俞　肝俞为肝脏精气输注之处，内应于肝。本穴偏于调理肝血而养肝，可用于肝阴亏虚之证，常与补肾之穴同用，以达滋水涵木之效，肝肾并补。

艾灸区的运用　在这个时段可灸肺区、肾区、脾胃区。后背与前胸交替运用，一般与穴位艾灸配合运用。

【艾灸方法】

每个人根据自己的体质每次可选取 2~3 穴，每穴 15~20 分钟，每日或隔日 1 次。保健调理可艾灸 2~3 个疗程（每个疗程 7~10 次），如果有症状时调理到症状消失为止。艾灸区的灸法按照具体的操作方法运用，与穴位艾灸结合运用，也可以单独运用。

第五节　冬季艾灸

冬宜封藏。

自然界具有"春生、夏长、秋收、冬藏"四季的不同。冬季是一年中气候最寒冷的季节，一派霜雪严凝、冰凌凛冽之象。自然界的物类，则静谧闭藏以度冬时。人体中肾为水脏，有润下之性，藏精而为封藏之本。同气相求，故以肾应冬，也就是肾主冬。人类生活在自然界，生理功能往往适应季节不同而不断变化，即所谓"天人相应"。此时进补，可以促使营养物质吸收，进而发挥更好的作用。在冬季应食用补阴潜阳的膳食或药物，以利阴气充实，阳气潜藏，精得积蓄，以待春生。我国民间有"今年冬令进补，明年三春打虎"之说，意思是说在冬季，如果合理地进补养生调理，能调节人体的脏腑、阴阳、气血，使之趋于平衡，对健康大有裨益。

【自我辨证】

冬季气候寒冷，水气当旺，若素体阳虚，或久病阳虚，多在阴盛之冬季发病，即所谓的"能夏不能冬"。可见面色苍白，精神萎靡，嗜睡嗜卧，畏寒肢冷，倦怠乏力，腰酸腿软，小便清长，大便稀薄等脾肾亏虚、阳气不足之象，以及风寒湿痹而致的颈肩腰腿痛，宫寒而致的月经不调、痛经、不孕、带下，还有哮喘、慢性支气管炎、慢性胃肠病等寒邪引起的各种慢性疾病，这些疾病易在冬季寒冷时复发。因为艾灸属阳，所以在冬季艾灸尤为适宜。

【顺时选穴】

命门

命门为人体生命之门，乃先天之气蕴藏所在，生命的根本。为补肾壮阳之要穴，若是命门火衰可首用本穴艾灸。命门火衰可见四肢厥冷，下利清谷，或五更泄泻，男子阳痿早泄，女子宫寒不孕、痛经、带下清冷等表现。

大椎 大椎属于督脉之穴，为六阳经之交会，有通督行气，贯通督脉上下之作用。具有通阳解表、疏风散寒的作用，故是冬季艾灸的重要穴位。

风门 风门是风邪入侵及祛风的门户，艾灸此穴，则能增强防御功能，能更好地把守门户，具有宣肺解表、疏散风邪、调节气机的功效。可有效地预防支气管炎、哮喘、肺气肿、鼻炎等呼吸系统疾病。

肾俞 肾俞是肾的背俞穴。背俞穴是五脏六腑之精气输注于体表的部位，具有调节脏腑的功能、振奋人体正气的作用。冬季应于肾，故养肾最佳时节应在冬令，养肾当首用本穴。

关元 关元为人身元气之根，是元阴元阳交关之所，功善温肾壮阳，培元固本，大补元气。冬季应肾，故关元穴也是冬季艾灸的重要穴位之一。

中脘 中脘是八会之腑会、胃之募穴，有温中健脾、行气止痛的功效，艾灸中脘祛风散寒的效果良好，对风寒而致的胃痛有立竿见影的功效。

神阙 神阙就是脐，为先天之结缔，后天之气舍，此间元气常存。在冬季艾灸神阙，能益气补阳，温肾健脾，祛风散寒，调和气血，起到通经活络的功效，从而增强机体功能，达到治病保健的目的。冬令时节艾灸神阙则能治疗多种慢性顽疾，如过敏性皮肤病、慢性支气管炎、哮喘、过敏性鼻炎、体虚感冒、慢性胃肠疾病、强直性脊柱炎、风湿及类风湿等疾病。

足三里 足三里为足阳明胃经之合穴，胃腑之下合穴。阳明经为多气多血之经，足三里气血充盛，调补足三里具有健脾胃、补气血、温养元阳的作用。对脾肾亏虚、阳气不足者有很好的调补功效。凡见面色淡白，精神萎靡，畏寒肢冷，虚寒感冒，倦怠乏力，腰酸腿软，小便清长，大便稀薄的症状表现时，均可艾灸本穴。

涌泉

涌泉穴在人体足底部，是全身腧穴最低处的穴位，是肾经之起始穴。《内经》言："肾出于涌泉，涌泉者足心也。"肾经之气犹如源泉之水，来源于足下，涌出灌溉周身。冬季应于肾，在冬季艾灸涌泉穴最为适宜。

艾灸区的运用

这一时段可灸肾区、肺区，后背与胸腹部交替运用，一般与穴位艾灸配合运用。

【艾灸方法】

冬天当应闭藏，当补而不泻。冬天养肾艾灸调理上述诸穴能起到很好的养护肾脏作用，若是肾脏不好的人，此时艾灸则有事半功倍之效。每个人根据自己的体质每次可选取 2~3 穴，每穴灸 15~20 分钟，每日或隔日 1 次。保健调理可用 2~3 个疗程（每个疗程 7~10 天），如果有症状时调理到症状消失为止。艾灸区的灸法按照具体的操作方法运用，与穴位结合运用，也可以单独运用。

第六章

依五行体质而灸

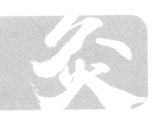

　　阴阳五行学说起源于数千年前，是中医学的基础与核心，自然界一切事物都是由五行所构成的，人体也是由五行而成，人体的阴阳五行与自然界的阴阳五行相辅相成，人体的五脏六腑也与五行相应。正常人的机体，是一个阴阳平衡体，阴阳的平衡是因五行之间存在着一个相生相克动态平衡的发展。如果在五行中任何一行缺失或增多，都会导致人的体质发生失衡变化，接着就会有各种疾病发生。这种因五行中某一行旺盛或缺失而形成的体质，我们称为五行体质。要想有效地防范疾病的发生，就必须根据每个人的五行体质特点（缺失或太过）来施以合理调整，将其恢复到五行动态平衡的状态。

第一节　正常体质

　　正常体质是阴阳五行没有偏盛偏衰的现象。表现为体型匀称，反应敏捷，面色红润有光泽，皮肤润泽，气血平和充足，头发稠密有光泽，眼睛有神，耳鼻畅通，嗅觉与听觉灵敏，唇红，舌红，苔薄白，脉不沉不浮，不快不慢，和缓有力。进食量、睡眠时间、大小便、语言、姿势、动作、各种反射、生理指标等均正常。性格活泼开朗，心里平和，乐于与人相处，言语达意。对环境的适应性及耐受性好，自身免疫调节机制灵活完善。若是符合以上现象则为正常体质，也叫标准体质，或叫平和体质，是健康的人。

　　这种体质在日常需要不需要艾灸呢？为了强身健体，延年益寿，保持这种平和体质状态，可以在日常施以合适的艾灸。常灸用足三里、关元、气海。

灸足三里

足三里具有调整全身功能，增强机体免疫功能的重要作用，是强身保健要穴。在日本民间有谚语云："勿与不灸足三里之人做伴侣"，"旅行灸三里，健步行如飞"。日本针灸学家代田文志著的《针灸临床治疗学》记载："三十岁起到四十岁左右则灸足三里，三里在胃经上，使胃健康，防止衰老，预防一切疾病，将逆气下行，若在老人则防中风，为最好的保健长寿方法。"在中国对足三里的艾灸更为重视，在民间有"常灸足三里胜吃老母鸡"之说，《针灸大成》中有"若要安，三里常不干"之记载。可见，艾灸足三里由来已久，确实是保健强身的特效穴位。无病时灸之可延年益寿、强身健体。

灸关元

关元又名丹田，关乎人体之元气，既是全身强壮保健要穴之一，又是治疗虚证的常用穴。凡虚证皆治，长期灸之，令人寿，每至夏秋之交，灸 300 壮，令人长生不老。医家陈修园曾说："灸关元一穴，以助元阳之气，益火之源，以消阴翳。"著名医家朱丹溪言："大病虚脱，本是阴虚，用艾灸丹田者，所以补阳，阳生阴长，故也。"宋代著名医家窦材说："阳精若壮千年寿"，"阳精若在必长生"。并创立"住世之法"，就是化脓灸关元穴，艾灸关元穴令之长寿。

灸气海

气海为生气之海。能补元气回生气，为全身强壮要穴之一。人以元气为本，元气不伤，虽疾不害，一伤元气，无疾而死。因此体虚之人宜频灸此穴，以壮元阳，防病保健。气海为人体强壮要穴，常灸之，令人长寿。

艾灸区的运用

正常体质采用保健灸，可在肾区与脾胃区施以艾灸。后背与胸腹部交替运用，一般与穴位艾灸配合运用。

第二节 缺土体质（脾虚体质）

在中医五行中脾胃属土，缺土体质的人实际上就是指中医所说的脾虚体质的人。中医中认为"脾胃为后天之本"，我们每天吃的喝的东西，要转化成营养物质就靠脾胃的运化，然后脾胃将营养物质输送到各个脏腑组织器官中去，因此脾胃极为重要。又因"脾常不足"，所以日常脾虚之人（缺土体质）就特别多，尤其当前，人们生活多不规律，饮食不合理，压力大，导致脾的失调性疾病就特别多，故在平时多需要健脾养脾。

典型表现

一般多表现为身体消瘦或臃肿，腹部胀满，食欲不振，消化不良，没有精神，面色无光彩或发黄暗淡，天天感觉疲乏无力或四肢沉重，大便溏稀或不成形，唇淡，水肿等。

一般施灸

灸脾俞

脾俞为脾脏精气输注于背部之处，内应于脾，具有补脾温中，益气养血，健脾和胃，化湿降逆之功。是治疗脾虚的首选穴位。

灸足三里

足三里归属于足阳明胃经，是足阳明胃经之合土穴，为土中之土，是真五行，因此健脾的功能极强，具有健脾和胃，扶正培元，调补气血的功效，是重要灸穴之一，所以凡是脾虚之人皆可在足三里施灸。

艾灸区的运用

缺土体质可在脾胃区与肝胆区艾灸，重点在脾胃区，兼调肝胆区。后背与胸腹部交替运用，一般与穴位艾灸配合运用。

辨证加灸

（一）脾气虚证

脾气虚的人常会出现肚子胀而吃饭少，一般在饭后胀感会更加明显，大便多稀薄，没有精神，四肢疲乏无力，平时特别懒，不愿意动，身体消瘦。也有的出现虚胖的情况，此时多伴有浮肿现象，面色发黄，舌淡苔白，脉细弱。如果出现这些现象，就是脾气虚了，如果脾虚日久，没有调理或调理不当，则会导致症状加重，造成中气下陷证，可出现一系列脏器下垂的器质性疾病，比如脱肛、子宫下垂、胃下垂、疝气等。

加灸气海　气海为元气之所会，生气之海，呼吸之根，灸之可大补元气，用于一切气虚之证。尤其当出现各种脏器或器官的下垂时，艾灸气海穴尤为重要。

加灸中脘　中脘为胃之募，腑之会，其善调理脾胃，灸之补益脾胃的功效特别强。

（二）脾阳虚证

脾阳虚的人会时时腹痛，平时喜热而特别怕凉，用手按压腹部反而感觉舒适，四肢发冷，一般不喜欢喝水，大便总是稀薄，当劳累或喝水多时容易出现水肿，在女性很容易出现带下量多的现象，并且白带多是清稀如水。舌质多淡胖，苔白滑，脉沉迟无力。

加灸神阙　神阙位于脐中，为先天之结缔，后天之气舍，真气之所系，其主要作用是温阳救逆，温中和胃，主要用于下元虚冷、中焦（脾胃）虚寒之病证。

| 加灸关元 | 关元是全身各脏腑器官功能活动之原始动力，生命之根本，是补肾壮阳第一要穴，功善温肾壮阳，培元固本，大补元气。 |

（三）脾不统血证

因脾为统血之脏，若脾虚了，就会出现统摄无权，导致各种出血证。在平时除了有脾虚的基本表现外，还可见到便血、尿血、皮肤出现斑点、鼻子出血、牙龈出血等各种出血现象，对于女性还会出现月经过多、崩漏等，尤其以妇科出血最为常见。这种情况在中医中称之为脾不统血证。

| 加灸隐白 | 隐白穴是足太阴脾经之井木穴，具有益脾统血的作用，是治疗血证的一个要穴。可用于月经过多、崩漏、便血、尿血等慢性出血，尤长于治疗月经过多和崩漏证。 |

| 加灸三阴交 | 三阴交为足太阴、厥阴、少阴三经之交会穴，有补脾养血，滋阴柔肝的作用，是治疗妇科病、血证的有效穴位，尤善治疗各种慢性出血性疾病及妇科出血病证。 |

| 加灸地机 | 地机属足太阴脾经之郄穴，功善调和气血，是治疗各种血证和脾失健运之中焦诸证的常用穴，最长于治疗血证。脾统血，本穴能健脾理血，所以凡是月经异常、月经过多、崩漏等，都可以取用本穴，这个穴位善治疗急性出血性病证。 |

| 加灸血海 | 血海乃血液汇聚之海也，有扶脾统血的作用，也善治血证，可用于全身各种出血性病证，尤对过敏性皮肤病出血、妇科出血极具疗效。 |

第三节　土旺体质（胃火旺盛体质）

在中医五行中脾胃属土，土旺体质的人就是指脾胃有热之人，即我们常说的胃火旺盛之人。胃热的产生多是由于外来之火热邪气犯胃，或平时因嗜酒、嗜食辛辣肥厚之物，助火生热，或因肝胆火热而侵及脾胃，导致胃火的发生。

典型表现

土旺体质患者多有食欲亢进（平时胃口特别好，吃嘛嘛香，难以控制自己的饭量），多喜欢喝水，并且喜欢喝凉水，在平时非常愿意吃生冷凉的食物，不喜欢热食和热饮，一般是怕热不怕冷，在正常情况下穿衣要比一般人少，常表现为面色红润，大便一般干结，小便常常表现为黄赤，特别容易出汗，身体大多表现为肥胖型。还会经常有口舌生疮、牙龈肿胀疼痛、口气特别重（口臭）、眼睑赤烂等诸多问题出现。

一般施灸

灸内庭

内庭是胃经的荥穴，荥穴主要是泻相应经脉的火热之邪，所以用内庭就可以泻胃经之火，凡是因胃火而致的问题皆可以在内庭穴上施灸，以其以热而引热，达到降火之效。

灸厉兑

厉兑是胃经之井穴，所有井穴皆有泻热的疗效，因此灸厉兑穴也有泻胃火的作用。

灸胃俞

胃俞是胃的背俞穴，内应于胃，其功效在于"降"，所以艾灸本穴有益胃气、养胃阴的作用。

中脘是胃的募穴，还是八会穴之腑会，其特性为调和，善调理脾胃，升清降浊，无论虚实寒热，可用于一切脾胃疾病的治疗。

涌泉为足少阴肾经之井穴，有引热下行、引火归原的特性，长于引火下行，故对一切火热上冲的疾病治疗效果特别好。

土旺体质可在脾胃区、肾区、肝胆区艾灸，后背与胸腹部交替运用，一般与穴位艾灸配合运用。

第四节　缺水体质（肾虚体质）

在中医五行中肾与膀胱属水，缺水体质就是指肾气不足之人，即指肾虚。中医中认为"肾为先天之本"。肾藏先天之精，主生殖，为人体生命之本原，主命火。肾精为元阴，是人的生殖与生长最基础最根本的物质。命火为元阳，是人体生命活动的原始动力。所以在中医学中把肾称之为"先天之本""水火之脏""阴阳之根"，可见肾的重要性。

由于肾是人的生命基础，所以慢性病、重大疾病、顽固性疾病，常常与肾脏有关，尤其是生长、发育、生殖、水液代谢方面的疾病，与肾脏关系更为密切。因此每个人要想健康长寿，保持生命力旺盛，在平时一定要做好养肾护肾的保健。

典型表现

若是生来就肾气不足，这称之为先天肾气亏虚，这样的人常常身材矮小，智力有障碍，没有精神，常有遗尿的现象，或有五迟（立迟、行迟、语迟、发迟、齿迟）、五软（头项软、口软、手软、足软、肌肉软）的生长发育异常。后天肾气亏虚者在平时常常会出现头晕、耳鸣、耳聋、牙齿隐痛或易松动等五官疾病，精力不充沛，记忆力下降，性功能降低或有性冷淡，常有生殖系统疾病出现，平时总感腰酸腰痛，劳累后则明显加重，尤其房劳后更为明显。

一般施灸

灸肾俞　　肾俞为肾之精气输注于背部之处，内应于肾，是补肾之特要穴，强身健体之要穴，既能滋补肾阴又能温补肾阳，阴阳双补，无论肾阴亏虚还是肾阳不足，本穴都是首选穴位。

灸太溪　　太溪为肾经之输穴、原穴，原穴是元气所过之处，为肾脉之根，是补肾之要穴，其功效偏重于滋补肾阴，也有补肾阳的作用。

艾灸区的运用　　缺水体质可在肾区施灸，胸腹与后背交替运用，一般与穴位艾灸配合运用。

辨证加灸

（一）肾阴虚证

肾阴虚的时候，除了以上共同表现外，还有肾阴虚特有的症状。肾阴虚的人一般在平时会有口舌咽燥的症状出现，尤以夜间明显，绝大多数阴虚患者有明显的手心足心发热出汗症状，时时出现阵发性发热（称之为潮热），睡觉的时候容易出汗（称为盗汗），小便多发黄。这样体质的人一般多消瘦，也就是平常我们经常所说的瘦人多火（虚火）。看舌会有舌质红，少津少苔的表现，摸脉一般为细数。另外在男子常有遗精、早泄或精少，女子常有经少、经闭或梦交，或出现崩漏。

本穴为足少阴肾经之穴，并且还是一个八脉交会穴，通于阴跷，其特性善于滋阴，是滋阴之要穴，在针灸临床中有滋肾阴"第一穴"之称。

三阴交为足太阴、厥阴、少阴三经之交会穴，其特性善补三阴，养血活血。

涌泉之意则是表明肾经之气犹如泉水来源于足下，涌出灌溉周身四肢各处，所以有很好的滋肾益精作用，是养生保健之要穴。有歌诀道："三里涌泉穴，长寿妙中绝。睡前按百次，健脾益精血。能益精气神，呵护三宝物；识得其中趣，寿星随手摘。"

（二）肾阳虚证

肾阳虚除了以上共同的肾虚表现外，还有肾阳虚自身的特点。肾阳虚的人多表现为面色晦暗无光泽，没有一点精神，总是让人感觉好像没睡醒一样。在平时特别怕冷，四肢发凉。常有夜尿增多（这是非常重要的信号）的表现，时有眼睑、足踝部浮肿症状出现。在男性常有阳痿、精冷，在女子常有宫寒不孕、痛经、清稀带下、性欲低下等生殖系统表现。察看舌苔可见舌质淡胖，舌苔白滑的舌象，摸脉则是脉弱的情况。

命门在两肾之间，为元气所系，真阳所存，有道是："天此一丸红日，人此一系真阳。"命门穴有振奋人体阳气，培元固本的功效，是温阳之要穴，尤适宜艾灸。

关元乃元气之所藏，三焦气之所出，肾间动气之所发，十二经脉之根，五脏六腑之本，是全身各脏腑器官功能活动之原始动力，生命之根本，为补肾壮阳第一要穴，功善温肾壮阳，大补元气，肾阳虚时艾灸关元是特效之法。

加灸大赫

大赫为肾经与冲脉之交会穴，内应胞宫、精室，是下焦元阳升发之处，水中之火，助阳生热，其特性温阳散寒，故是治疗肾阳虚衰的要穴。

加灸神阙

神阙穴就是脐中，是人的先天之结缔，后天之气舍，真气之所系，功善温阳。所以肾阳虚弱艾灸神阙穴特别适合。

第五节 水旺体质（内分泌失调体质）

水旺体质的产生多是因为土不克水，而致水之泛滥，相当于西医上所言的内分泌失调问题。多是因为先天发育的缺陷或后天应用某些激素药、抗生素以及日常饮食不合理等因素而致。

典型表现

这一种体质在儿童时期多见，因为儿童处在生长发育阶段，脏腑器官比较娇嫩，当应用了某些药物或本身先天发育异常就会导致这一体质的出现，一般表现为发育提前，如乳腺发育过早，声音变调提前，汗毛密集而黑，或同时出现性早熟的特征。在成人常有水肿，或出现小便异常，如小便混浊、尿频、小便不利，这种体质的人一般外在体格表现为虚性肥胖，并常有各种激素失调及内分泌疾病出现，如肾脏病、甲状腺疾病、卵巢功能失调、乳腺疾病、脑垂体疾病等。

施灸穴位

灸太溪

太溪是肾之原穴，原穴是元气所过之处，为肾脉之根，是调节肾脏之要穴。所以太溪穴是调节水旺体质的重要穴位。

灸复溜

复溜是足少阴肾经之穴，其作用主要是行气化水，通调水道。通俗地说本穴主要用于与水有关的疾病，如水肿、自汗、盗汗、无汗，都特别适宜。

灸肾俞

肾俞为肾之精气输注之处，是调肾补肾之专穴，既能有效滋补肾阴又能温补肾阳，凡因肾气、肾脏之疾，肾俞穴都是首选穴位。

灸水分

水分为任脉与足太阴经之交会穴，主要功能就是治水，因此名为水分。水旺体质常伴有各种水肿、小便不利、机体湿气过重等现象，选用水分艾灸特别有效。

灸水道

水道为足阳明胃经之穴位，是水之运行通路，功在治水，所以名为水道。本穴是治疗水液病常用要穴，和水分穴的意义相同。

灸阴陵泉

阴陵泉为足太阴脾经之合水穴，其主要功能是健脾利湿，在中医临床上有健脾祛湿"第一穴"之美誉，用于治疗一切水湿证。

艾灸区的运用

水旺体质可选择肾区、脾胃区、肺区施灸，重点以肾区为主。后背与胸腹部交替运用，一般与穴位艾灸配合运用。

第六节　木旺体质（肝胆火旺体质）

在中医五行中肝胆属木，木旺体质就是指肝胆火旺之人。肝火也即肝气，属于肝阳。其发生多与情志因素密切相关。当今处在社会发展转型时期，因生活节奏加快，生活压力增大，各种瘀滞性疾病就大量增多，瘀滞过久则出现肝郁化火，表现为总是感觉烦躁，难以平心静气地生活学习。

典型表现

木旺体质的人常会有面红目赤，特别急躁易生气，三句不来就要发火，甚至破口骂人。经常会有头晕头痛的现象，在胸胁部容易出现胀痛的感觉，在平时经常有口苦症状出现，尤其在晨起最为明显，一般多睡眠不好，睡时容易醒，尤其在凌晨 1~3 点的时间最容易醒。常常有恶心、嗳气、胃胀及胃痛等胃病出现（中医所讲的肝气犯胃现象），尤其在情绪不稳定时常诱发或加重，大便经常干结。观舌多是舌质发红苔发黄，脉象为弦数之脉。肝火旺盛者也可见于儿童，这是因为小儿生长发育迅速，好动、多惊，在儿科中有"小儿肝常有余"的说法。儿科中的夜啼、易惊、梦游、眼睛肿痛、惊风、多动症、抽动症等均与肝旺体质有重要的关系。

施灸穴位

灸肝俞

肝俞为肝脏精气输注之处，内应于肝，以疏泄肝木为要，具有平肝息风，疏肝通经络之作用。

灸行间

行间为肝经之荥穴，其特性是泻肝火，是治疗肝火旺盛的特效穴位。

灸侠溪

侠溪为足少阳胆经之荥水穴，具有寒凉润下克火之功效，所以清泻肝胆之火具有特效，其作用原理与行间相同。

灸太溪

太溪为足少阴肾经之原穴，为肾脉之根，功专"滋阴"，当肝木旺盛时，艾灸太溪滋水涵木，以达清泻肝火的作用。

足三里为足阳明胃经之合穴，胃腑之下合穴，具有很强的健脾和胃之效。在中医理论中认为"见肝之病知肝传脾"，当肝火旺盛，肝气克伐脾土过重（中医理论叫木旺乘土）时，会使脾的功能受限，从而导致脾虚，所以肝火旺的人一般都会出现脾虚。为了防止脾的受损，无论有没有出现脾虚，见到肝火旺盛一般就要常规进行健脾，最常用的穴位就是足三里。

木旺体质可在肝胆区、肾区施灸，后背与胸腹部交替运用，一般与穴位艾灸配合运用。

第七节　缺木体质（肝血亏虚体质）

在五脏与五行的对应中，肝应于木，缺木体质即肝虚之证，病于肝。

典型表现

先天缺木体质的人多身材矮小，形体偏胖，睡觉时常有噩梦不安，好发痴呆之症，这样的小儿学习注意力一般不集中，精神涣散。缺木体质的人常常出现眼病，如眼花、视物模糊、眨眼或是夜盲，还经常会有四肢无力、肢体麻木颤抖等表现，在平时一般很少出汗，或根本没有汗，看上去总是无精打采，说话声音低微，做事多犹豫不决，心理脆弱，在男性往往会出现女性化表现，性格懦弱。妇女常有月经不调的现象，月经量少，甚或经闭，性格多郁闷，富于幻想。察看舌质一般较淡，苔白，脉濡细。

施灸穴位

太冲为肝经之原穴，能有效地改善和调节肝脏的功能，有平肝、调肝、柔肝的特点，是缺木体质的要穴。

灸肝俞

肝俞为肝脏精气输注之处，是诊治肝病的重要穴位，其功效重在调理肝血而养肝。

灸肾俞

肾俞为肾之精气输注之处，为补肾之专穴，强身健体之要穴。中医认为肝肾同源，肝属木、肾属水，水生木，补肾水则达到养肝木的作用，通过补肾而补肝避免了直接补肝所带来的肝火旺盛之问题，具有补而不上火的优势。

灸太溪

太溪为肾之原穴，为肾脉之根，其运用原理与灸肾俞穴相同。

灸曲泉

曲泉是肝经之合穴，在五行中为水，是肝经之母穴，根据中医理论"虚则补其母"，故灸曲泉有补肝养肝之效。取穴时，让患者屈膝，在膝关节内侧面横纹头凹陷处取穴。

艾灸区的运用

缺木体质可在肝胆区、肾区施灸，前胸与胸腹部交替运用。一般与穴位艾灸配合运用。

第八节　火旺体质（心火旺盛体质）

在五脏与五行的对应中，心应于火，火旺体质即指心火旺盛之体。心位于胸中，在五行中属火，为阳中之阳，称为"火脏"。这是经常见到的一种异常体质，平时要避免心火的现象。尤其小儿知觉未开，见闻易动，不能自控，易喜、易怒、易惊，在儿科中有"心常有余"之说，也就是说小儿多火。

典型表现

火旺体质的人每日总是显得精神高涨，特别活跃，说话滔滔不绝，不善独处，喜欢热闹的环境。一般是面红耳赤的面容，在平时总感口渴而特别喜欢喝水，小便短少而色黄，大便常常干结，口舌易生疮，其疮多在舌体上出现，常感心烦不安，失眠并易做噩梦，还经常会说梦话，情绪易于冲动，容易出现心慌不安的现象，严重的时候会有胸闷、胸胀的发生。在小儿常表现为吐舌弄舌，易兴奋，活动多，往往不听管教。平时爱出汗，出汗特别多。这种体质的人一般舌质红，尤以舌尖为明显，脉数。

施灸穴位

灸心俞

心俞是心之经气输注之处，内应于心，用于一切心之虚实疾患。

灸厥阴俞

厥阴俞是心包经气输注之处，内应心包，心包代心用事，代心受邪，所以可用于各种心脏疾患，其主要功效则是"散邪"。

灸大陵

大陵是心包经之原穴，是本经的子穴，宜泻而不宜补，因此是心神实热证的常用穴。

灸涌泉

涌泉为肾经所出之井穴，是全身穴位最下者，位置最低处，犹如泉水自地下涌出。其性降泻，有滋阴泻火，引火下行的作用。

灸少海

少海为手少阴心经之合水穴，本穴尤以清心安神为要，是治疗心火旺盛的有效穴位。

灸少府

少府是心经之荥火穴，是解决心火亢盛的有效穴位。

灸劳宫

劳宫是心包经之荥穴，作用特性就是善清善降，是清泻心火、导火下行的特效穴位。

艾灸区的运用

火旺体质选择心区、肾区施灸，心区一般仅用背部区。可与穴位艾灸配合运用。

第九节 缺火体质（心气虚损体质）

心在五行中属火，心与火相应，缺火体质就是五行中火的能量不足，即心气不足。缺火体质多导致一些慢性的虚弱性疾病，主要是心血管类疾病，如果发现自己是缺火体质时，要及时进行合理调整。

典型表现

五行缺火的人首要表现出的是火力不足的征象，身体一派寒象且非常虚弱。平时特别怕冷，四肢发凉，面色苍白，说话有气无力，经常会心慌、胸闷，特别是在劳累或者剧烈运动之后表现明显，平时总是心中怦怦不安，很容易害怕，多梦，平时记忆力不好，做事总是谨小慎微。

施灸穴位

灸心俞

心俞为心之背俞穴，对心脏虚实都能有效地调理，所以艾灸本穴有很好的作用。

灸厥阴俞

厥阴俞是心包经之背俞穴，也是缺火体质常用的穴位。运用原理同心俞。

灸膻中

膻中为心包之募穴，又为八会之气会，艾灸此穴有振奋心阳的作用，使人体血脉运行通畅，血液运行有力。

灸足三里

艾灸足三里有扶正祛邪、补益正气的功效，所以缺火体质艾灸此穴有很好的作用。

艾灸区的运用

缺火体质一般在心区、脾胃区施灸，后背与胸腹部交替运用。一般与穴位艾灸配合运用。

第十节　缺金体质（肺气不足体质）

肺在五行中属金，肺与金相应，为阳中之阴，缺金体质就是指人的肺气不足。中医认为肺主一身之气，朝百脉，若肺气虚弱，就会导致气不足的现象。人体血液的运行要靠肺气的推动，肺气不足，必然会影响血液的运行。又因"肺为娇脏"，很容易感受外邪而受到损伤，所以在平时一定要养护好肺脏，减少外邪的侵袭，增强肺脏的功能。

典型表现

患者主要表现为气虚不足的现象，面色苍白，平时总感觉全身无力，气不够喘，不能剧烈运动，一旦加大活动就气喘吁吁，一活动就很容易出汗，一般多是过敏性体质，常会发生一些皮肤病。缺金体质的人常常感冒，一旦感受风寒之后就出现感冒的症状，或常伴发咽喉部疾病，感冒后一般不容易好，并且很容易引发咳嗽，咳嗽多是缠绵不愈，也往往易引发哮喘、过敏性鼻炎等疾病。舌质一般淡嫩，脉象多是浮而无力。

施灸穴位

灸肺俞　肺俞是肺脏精气输注之处，内应于肺，是治疗肺脏非常重要的穴位，善补益肺气。

灸中府　中府是肺经经气汇聚之募穴，善调理肺气，艾灸中府穴能起到很好的补益肺气作用。

灸太渊　太渊是肺经之原穴，还是肺经之母穴（肺经为金，太渊在五行中属土，而土生金），经络学中认为"虚则补其母"，所以补太渊穴能有效地补充肺气。

灸脾俞　脾俞是脾的背俞穴，为脾脏之精输注背部之处，内应于脾，是健脾补脾之重要穴位。因脾胃属土，肺属金，土生金，当脾虚就会导致肺气的不足，因此补肺应当先益脾，这就是中医上所言的"补土生金"之法，疗效确实，是治本之法。

灸足三里　足三里的运用原理同脾俞穴，也是补土生金为用，以健脾而补肺。

灸气海　气海为元气之所会，生气之海，呼吸之根，治疗一身之气疾。是常用的灸穴，大补元气。

膏肓是自古以来艾灸的重要穴位，具有补益虚损、养肺调心的作用，在中医中有"用膏肓穴，可除一身之疾"的说法。

缺金体质选择在肺区、脾胃区施灸，一般与穴位艾灸配合运用。

第十一节　金旺体质（肺火旺盛体质）

金旺体质就是肺火旺盛的体质。表现为阳气偏盛，金为燥，阳气主热，燥气通于肺，很容易造成灼津伤阴的现象，形成阴虚体质。

典型表现

这类体质的人皮肤一般都不好，多表现为干燥而粗糙、易裂口，尤其是手足容易起疹子，平时说话声粗气重，呼吸急促，时常感觉嗓子发干，所以在平时有不断清嗓子的习惯，吐痰多是黄色，睡觉时经常打呼噜。这类人也容易发生上呼吸道类疾病，如咽炎、喉炎、扁桃体肿大、声带息肉以及鼻窦炎、鼻息肉、下鼻甲肥厚、鼻衄、酒渣鼻等。查看舌象多是质红苔黄，摸脉多是数脉。

施灸穴位

肺俞为肺脏精气输注之处，是调节肺脏的重要穴位，具有虚实寒热皆调的功效。

灸合谷

合谷为手阳明大肠经的原穴，被称之为"四总穴"之一，是治疗面部疾病的重要穴位。根据"肺与大肠相表里"原理，灸之可以有效解决金旺体质所带来的口干、咽痛、牙痛、发热、眼睛红肿、鼻子出血等现象。

灸尺泽

尺泽是肺经的合穴，在五行中属水，因此尺泽属于肺经之子穴，中医理论有"实则泻其子"，因此金旺体质就可以用尺泽来治疗。

灸鱼际

鱼际为肺经之荥穴，针灸理论中有"荥主身热"，意思就是可以用这个经脉上的荥穴来清泻这个脏腑的热性病症。因此用鱼际穴可以解决肺热所带来的咽喉肿痛、干咳少痰、口干口燥、咳血吐血等症状。

灸液门

液门是三焦之荥穴，在五行中属水，水能克火，具有清热泻火之作用，尤其热邪导致的头面五官疾病效果特别好。

灸照海

照海为足少阴肾经之穴，又是八脉交会穴之一，通于阴跷，具有滋阴泻火的作用，是滋阴的重要穴位，有滋阴"第一穴"之称。

艾灸区的运用

金旺体质宜在肺区施灸，后背与胸腹部交替运用，一般与穴位艾灸配合运用。

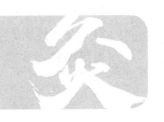

第七章
养生保健灸

神阙穴灸

[**处方**] 神阙。

[**操作方法**] 用食盐将神阙穴填平，然后置 0.3cm 厚的姜片或附子饼，并将姜片或附子饼扎上数孔，其上置麦粒大小的艾炷 5~7 壮，每日 1 次或隔日 1 次，7~10 次为 1 个疗程。

[**功效**] 补命门之火，助一身阳气，强身健体，百病不生。

膏肓穴灸

[**处方**] 膏肓。

[**操作方法**] 采用温和灸的方法，每次灸至中指发麻为准，每日或隔日 1 次，每 7 次为 1 个疗程。若配合足三里同灸则有更好的作用，避免上火现象。

[**功效**] 灸治一切虚证，各种慢性病、健忘、梦中遗精、骨蒸盗汗、喘咳肺痨、羸瘦虚损之疾。

关元穴灸

[**处方**] 关元。

[**操作方法**] 根据情况可选择温和灸、温灸器灸、化脓灸或隔物灸。化脓灸的作用极强，具有很强的保健功能，被称为"黄白住世"之法。家庭中以温和灸为常用，每次灸 30 分钟以上，隔日 1 次或每周 2 次。

[**功效**] 大补元气。

足三里灸

［**处方**］足三里。

［**操作方法**］根据情况可选择温和灸、雀啄灸、知热灸或化脓灸。知热灸法采用麦粒大小艾炷，感热即压灭。于每月1日灸1壮，每日递增一壮，递加到第7日7壮，停止。当月15日再开始灸7壮，每日递减1壮，递减至21日一壮，乃止。每月如此法灸之，延年益寿。尤其适于老年人。化脓灸作用极强，能达到很好的强身健体，祛病延年的作用。

［**功效**］治疗身体虚弱、脾胃不健、各种慢性病，兼有保健之效。

通天地灸

［**处方**］百会、涌泉。

［**操作方法**］采用温和灸的方法，每穴灸15~20分钟，每日1次，7次为1个疗程。

［**功效**］以通天地之用，治疗各种慢性病。

四花穴法

［**处方**］膈俞、胆俞。

［**操作方法**］采用隔姜灸法，艾炷如麦粒大，每次5~7壮。每日1次，10次为1个疗程。

［**功效**］用于五劳七伤，气血虚弱，骨蒸潮热，咳嗽痰喘，消瘦痼疾。

精宫穴法

［**处方**］志室。

［**操作方法**］采用温和灸的方法，每次灸15~20分钟，10次为1个疗程。

［**功效**］补肾填精，主要用于男性夜梦遗精，女性腰酸、腰痛、带下。

古人有一针、二灸、三用药之说，有些疾病完全不用上医院跑或用药治疗，学会艾灸，自己就能成为自己的家庭医生。本篇章教你如何用艾灸治疗常见病，学完本篇章，就能真正成为一个家庭的保健医了。

习灸成医

第四篇

——家庭常见病的艾灸治疗

第八章
灸法不独愈病，且能美颜

爱美是人类的天性，爱美之心人皆有之。在物质生活水平不断提高的今天，人们对美的追求越来越迫切，因此各种美容方法铺天盖地而来，但是目前许多美容方法是以牺牲人的健康来换取局部的短暂美容效果，如各种化妆品、现代美容仪器、各种手术等，这些美容方法只是注重外在的美容与保养，却忽视了最重要的内在调理，不但不能真正保持一个人的美丽容颜，甚至会造成一定的损害。

真正的美是自内而外的、健康而自然的美。通过上述各种方法修饰出来的外在美，一旦除去，则容貌依旧。而通过艾灸调整人体内在的功能状态，可使人身心健康、精力充沛、面色红润有光泽、肌肤细腻、双目有神、唇红齿白、须发乌亮，最终拥有自然之美。

早在晋代，历史上第一位女性艾灸大家——鲍姑就已提出了"灸法不独愈病，且获美艳"的理论，且有许多艾灸美容之病案记载。这说明艾灸疗法养颜美容自古有之，是古代医家长期临床实践的结果。

艾灸美容简单易用，疗效可靠，且无痛苦无副作用，是每个人都能自我施治的好方法。

第一节　面部肤色不佳

《素问·上古天真论》说："女子……五七，阳明脉衰，面始焦，发始堕。六七，三阳脉衰于上，面皆焦，发始白。"对于男子则有："五八肾气衰，发堕齿槁。六八，阳气衰竭于上，面焦，发鬓斑白。"由此明确了女性一般在35岁左右开始气血衰退，气血不能上荣于面，面部变得憔悴，头发开始变白。

而男性在 40 岁（现在一般到 50 岁左右）开始出现气血衰退。

可见人的面色与气血关系最为密切，血的充盈与否决定着颜面的颜色变化，而气之盛衰决定着肌肤的光泽。若保证了气血的充盛，那么就会更久保持青春靓丽、光彩照人的形象。艾灸法通过穴位的温热作用，从根本上调节身体，可以使美由内而外地散发，且灸法操作简单易行。

（一）艾灸处方

足三里、血海、气海、神阙。

（二）操作方法

气海穴可以使用艾灸盒灸法（也可以艾条温和灸），神阙穴可以隔盐灸，或者用艾灸盒灸，一般灸 30 分钟；同时用艾条温和灸下肢穴位足三里与血海，每次艾灸 15~30 分钟，每日或隔日 1 次，灸 15~20 次为 1 个疗程，间隔 5~7 天再行下一个疗程的艾灸。

（三）注意事项

（1）每次可灸一穴（每日交替用穴），也可以几穴同灸；如果每次只灸一穴或两穴时，时间宜长；可将气海与足三里或血海同时施灸，以节省时间。

（2）艾灸需要较长时间坚持才能取得效果，长期持续调理不仅可改善面部的肤色，而且还可以改善和预防整体衰老。

第二节 艾灸去皱

对于人体而言，随着年龄的增长，岁月的流逝，皱纹就会逐渐出现，因此有人形容皱纹是岁月刻在脸上的痕迹。在儿童或青少年时期，人体新陈代谢旺盛，表皮和真皮细胞不断地生长，皮肤紧而有力，富有弹性，这时看不到皱纹。但到了 25 岁左右以后，皮肤的弹力纤维和胶原纤维会逐渐发生变化。首先前额开始出现皱纹，称之为"额纹"，一般俗称为"抬头纹"；30 岁左右以后眼角开始出现细细的皱纹，叫"鱼尾纹"；40 岁左右，皮肤组织渐渐松弛，弹性降低，在口部、腭部有深沟出现，颈部出现皱纹，眼睑、耳部等部位的皮肤下垂；50岁左右，会出现满脸皱纹；60岁之后，由于汗腺萎缩和皮脂腺功能减退，皮肤会变得干燥而萎缩。

由此可见，皱纹的出现是皮肤老化的结果，随着人的整体衰老，是不可抗拒的，但是通过艾灸的方法完全可以延缓皱纹的发生，并对早期出现的皱纹有不同程度的缓解或消除。

艾灸能通过全身调理，改善机体状态，有效地延缓身体的衰老和皱纹的产生，且无副作用，无痛苦，是去皱的上乘之法。

（一）艾灸处方

面部穴位：印堂、阳白、阿是穴（各皱纹的部位）。
远端穴位：神阙、三阴交、脾俞、肾俞。

（二）操作方法

一般先灸面部穴位，施以温和灸，阿是穴施以回旋灸，一般距离面部2~3cm施灸，每穴灸5分钟左右，使局部有温热而无灼痛为宜，至皮肤产生红晕为度。再灸远端穴位，以回旋灸或温和灸为主，每穴灸10~20分钟。可以局部、远端一起用，也可以将局部和远端穴位交替运用。每日或隔日1次，15~20次为1个疗程，每疗程间隔5~7日。

（三）注意事项

（1）面部穴位尤其是眼睛周围，艾灸一定采取坐位，以免灰烬落下造成烧烫伤。并注意艾灸的强度，以免灼伤皮肤。

（2）艾灸去皱需要较长时间的治疗，随着治疗次数的增加，可逐渐延长每次治疗的间隔时间，每周2~3次即可。

第三节　艾灸消除眼袋

眼袋属于人体正常的退行性变化，一般出现于中老年人。有的人会较早出现，给人以苍老和憔悴的感觉，严重影响容貌。人到中年之后，眼袋的出现往往难以避免，严重的可将眼睑推向内翻造成倒睫，刺激眼球表面出现眼部的炎症或流泪现象。

从中医的五轮学说来看，眼睑为"肉轮"，归属于脾，眼睑的松弛下垂，是因脾气不足，运化失司，水湿停聚，上犯眼睑；而从经络学来看，"阳明为目下纲"，下眼睑归属于足阳明胃经，由此可见，眼袋的产生与脾胃关系最为密切。

目前治疗眼袋的方法也有很多，如各种相关仪器及眼袋手术等，但这类方法痛苦大，复发率高，难以从根本上解决。艾灸对眼袋的预防有良好的效果，通过艾灸调理脾胃为主的方法，可以有效预防或延缓眼袋出现，并且对早期或轻中度眼袋有较好的改善作用，是简便易行的好方法。

（一）艾灸处方

阿是穴（眼袋处）、神阙、脾俞、足三里。

（二）操作方法

先灸阿是穴，以回旋灸的方法灸眼袋，距皮肤 3~4cm，在眼袋处来回移动，使皮肤有温热感但无灼痛，每穴灸 5 分钟左右，以潮红为度。神阙穴可以使用艾灸盒法灸 30 分钟，也可以隔盐施灸，灸 20 分钟左右。脾俞穴、足三里穴用温和灸的方法，灸 20~30 分钟，可以隔日或每日灸 1 次，每 10 次为 1 个疗程，每个疗程间隔 5~7 日。

（三）注意事项

灸阿是穴时应当注意操作方法，因为是在眼睛周围，所以采取坐位，注意细心操作，防止艾火脱落烧伤，并注意艾灸时的强度。面部皮肤细嫩，容易灼伤，所以在艾灸时以患者微热感为宜。

第四节　艾灸去黄褐斑

黄褐斑是面部常见的皮肤病，一般多发生于颧部、前额、面颊处，很多出现在鼻子两边，犹如蝴蝶一般，所以又常常被称为蝴蝶斑。多见于怀孕、人工流产及产后的女性。黄褐斑的出现与内分泌失调、精神压力大有很大关系，另外还与太阳晒、长期使用某些化妆品、长期服用某些药物（如避孕药）以及患一些慢性疾病（如月经不调、便秘、肝病、结核、甲状腺功能亢进等）有关。

中医学认为黄褐斑的产生与气滞血瘀有关，即与长期的郁怒生气、情绪不佳有关系，所以在平时一定保持愉快的心情，以防止黄褐斑的产生。一旦产生黄褐斑，可以使用艾灸自我调理，坚持一段时间，可以使斑淡化或完全消失。

（一）艾灸处方

肝俞、三阴交、合谷、血海、足三里。

（二）操作方法

使用温和灸，一般距皮肤 1.5~3cm，以感觉灸穴处温热、舒适为宜，每穴灸 10~20 分钟，灸至皮肤产生红晕为度。每次可选用 2~3 穴，交替用之，每日或隔日 1 次，15 次为 1 个疗程。每疗程间隔 5~7 日。

（三）注意事项

艾灸治疗黄褐斑有一定的疗效，但需要坚持调理，在调理的过程中，要注意避免日光照射。

第五节　艾灸去雀斑

雀斑是发生在日晒部位皮肤上的黑色或淡黄色色素斑点，因其斑如雀卵之色，所以称之为雀斑，俗称"黑雀子"。本病为遗传性疾病，多数在儿童5岁左右出现。雀斑是严重影响容貌的一种皮肤疾病。

通过艾灸的方法正确施灸，可以有效淡化或者消除雀斑。

（一）艾灸处方

肾俞、神阙、三阴交、足三里、大椎。

（二）操作方法

每次选用2~3穴，每日或隔日1次。神阙穴可以隔盐灸或用温灸盒灸，其余穴位用温和灸，每穴灸10~20分钟，10次为1个疗程，每疗程间隔3~5日。

（三）注意事项

（1）艾灸调理本病仍需要持之以恒，随着症状的改善可逐渐延长治疗的间隔时间，每周可灸1次。

（2）艾条最好选用清艾条，不用药艾条。

第六节　艾灸消除青春痘

青春痘又叫粉刺，在医学上被称为痤疮。是青春期男女常见的一种皮肤病，多发于15~30岁的青年男女，这是由于青春期分泌旺盛，毛囊内的油脂排不出来越积越多而形成的，好发于颜面、胸背等处，常因为治疗和预防不当形成囊肿和瘢痕，对皮肤造成永久性的损害，属于严重的损容性疾病。

艾灸治疗青春痘效果满意，可标本兼治。

（一）艾灸处方

合谷、膈俞、肺俞、三阴交、曲池。

（二）操作方法

每次取用 2~3 穴，交替用穴，每日或隔日 1 次，膈俞穴和肺俞穴采用回旋灸，其余穴位采用温和灸。每穴灸 15~20 分钟，灸至皮肤产生红晕为止。15 次为 1 个疗程，每疗程间隔 5~7 日。

（三）注意事项

（1）艾灸对青春痘效果较好，但也需要一定时间的调理，当痘消失后仍需坚持一段时间的调理。

（2）在艾灸调理的时候，还应注意生活因素调节。在平时尽量少食或不食辛辣、油腻之品及糖类，多喝水，以清淡饮食为主，多吃新鲜蔬菜和水果。保持脸面的清洁，不乱用化妆品，在日常保持大便的通畅。对于青春痘避免用手挤压，以免引起继发感染，而遗留瘢痕。

第七节　艾灸消除黑眼圈

黑眼圈被人们戏称为"熊猫眼"，在医学中称为"眼眶周围黑皮病""眼眶周围过度色素沉着"。其发生的部位主要在眼皮、眼眶周围，表现为眼周皮肤发黑或者呈深褐色，严重的会波及眉毛及面颊部。引发黑眼圈的原因很多，如过度熬夜、房事过度、精神压力过大、乱用化妆品、长期的酗酒抽烟等。黑眼圈的发生是身体整体状况在眼部周围的一个反应，艾灸能调理内脏的功能，改善整体失调，是防治黑眼圈的好方法。

（一）艾灸处方

肾俞、膈俞、脾俞、三阴交、阿是穴。

（二）操作方法

　　背俞穴可采用温灸器灸，每穴灸 30 分钟，也可以采用温和灸，每穴灸 20 分钟。三阴交穴采用温和灸，每次 20 分钟。阿是穴就是出现黑眼圈的部位，艾灸时约距皮肤 3~4cm，均匀地围绕黑眼圈旋转移动，使皮肤有温热感即可，每侧 5 分钟左右。每日或隔日 1 次，10 次为 1 个疗程，每个疗程可间隔 5~7 日。

（三）注意事项

　　（1）在艾灸阿是穴时采用坐位法，以免灰烬落下灼伤皮肤。
　　（2）在眼睛周围艾灸时一定细心操作，注意温度要合适，感觉温热即可，以免温度过高造成损伤。

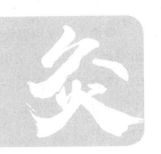

第九章
常见病用艾灸，
轻松解决不用愁

　　日常生活中最困扰我们健康的疾病就是一些常见病如感冒、咳嗽等，对于这些常见病，如果我们自己掌握了艾灸知识，就可以在家自我调理，或者给家人调理，免去了跑医院用药物的情况，同时可节约医疗资源。针对不同的病症，根据发病原因，选择相应穴位施灸，就能非常迅速地达到治疗目的。下面将适用艾灸治疗的常见病介绍如下，遇到问题可以参考运用。

第一节　艾灸治疗感冒

　　感冒是临床最为常见的疾病，主要症状是鼻子不透气、流涕、咳嗽、头痛、全身不适等，又俗称为"伤风"，在西医学中称为"上呼吸道感染"。

　　虽然感冒不是大病，但是给人们所造成的危害并不小，尤其近几年抗生素及糖皮质激素类药物的滥用，造成的药源性损害不胜枚举。另外感冒后不及时治疗，或治疗不当，会造成许多并发症。所以得了感冒要合理及时正确地调理。用艾灸治疗感冒具有见效快、没有副作用、价格低廉、易于推广、能够在家自我调理等诸多优势。

（一）艾灸处方

◎ **基本处方**

肺俞、大椎、风池。

◎ 辨证加灸

风寒者：加灸风门、列缺。症状：感觉身体特别怕冷，关节出现疼痛，多流清鼻涕，咽部感觉发痒而咳，咳痰非常清稀。舌苔是薄白色。

风热者：加灸曲池、尺泽。症状：往往伴有高热，咽喉多红肿疼痛，一般鼻塞严重，多流黄鼻涕，咳黄色痰。舌苔是薄黄色。

暑湿感冒者：加灸足三里、中脘。症状：一般多发生于夏季，表现为身体困重，头昏脑涨，常伴腹痛、腹泻、呕吐等消化系统症状。舌苔常薄黄而比较腻。

反复易感冒者：加灸足三里、气海。

（二）操作方法

运用温和灸法，每次选用 3~5 穴，每穴灸 10~20 分钟，灸至穴位周围出现潮红为止，轻症每日 1 次，重症每日 2 次。灸至痊愈为止。

（三）注意事项

（1）感冒用艾灸辨证选穴治疗简单实用，疗效非常好，但对于高热持续不退、全身症状严重的患者，要及时到医疗机构就诊，采取综合治疗措施。

（2）对反复感冒者积极采用艾灸足三里、大椎、身柱等穴可有效预防。感冒时要及时采用艾灸，越早治疗，效果越好。

第二节　艾灸治疗咳嗽

咳嗽属于中医的一个病名，可见于西医学的上呼吸道感染、急慢性支气管炎、肺炎、支气管扩张、肺心病、肺癌等疾病。中医认为有声无痰称之"咳"；有痰无声称之"嗽"，在实际病情中，咳与嗽多并见，因此称之为咳嗽。根据得病原因不同可将咳嗽分为外感咳嗽与内伤咳嗽两类。外感咳嗽多见于外邪（风、寒、暑、湿、燥、火之六淫）入侵于肺而致；内伤咳嗽则多是因为其他脏腑功能失调相继累及肺。在现实中，外感咳嗽较为常见。

西医治疗咳嗽多是应用抗生素配合止咳药治疗，但往往治疗效果缓慢，副作用较大，难以从源头上得到有效治疗。用艾灸处理本病无副作用，又能标本兼治，是非常理想的方法，无论外感还是内伤咳嗽，只要处理得当，均能达到调治目的。

（一）艾灸处方

◎ 基本处方

肺俞、中府。

◎ 辨证加灸

外感咳嗽，加灸列缺、合谷、风门、大椎。症状：外感而致的咳嗽发病比较急剧迅速，其病因一般有明确的外邪而致，多伴有外感症状，如发热、咽痛、头痛、鼻塞、流涕、全身痛等。

内伤咳嗽，加灸太渊、足三里、三阴交。症状：起病缓慢，常反复发作，时轻时重，病程长，常伴有其他脏器失调的表现。

若是咳嗽痰多，加灸丰隆。

若是痰中带血，加灸孔最。

（二）操作方法

运用温和灸法，每次选用 3~5 穴，每穴灸 10~20 分钟，灸至穴位周围出现潮红为止，轻症每日 1 次，重症每日 2 次。灸至痊愈为止。

（三）注意事项

当咳嗽发生后尽早施以艾灸，则能较快获得疗效，当病情变得复杂时，要及时就诊，以免引发他病。

第三节　艾灸治疗哮喘

民间自古有"外不治癣，内不治喘"之谚语，这说明喘证非常难治，这一病证自古就是疑难顽疾。哮喘发病往往急骤迅速，严重时可见张口抬肩，不能平卧，大汗淋漓，四肢发凉，颈静脉怒张，喉间发出响亮的哮鸣音。也有的表现为一阵阵的咳嗽，伴有咽喉发痒，发热，怕冷空气、怕烟雾，常常在夜间及晨起诱发或加重。一般认为儿童患病率高于青壮年，现在老年人的患病率有增高的趋势，有 40% 以上的患者有家族史。

目前西医主要是缓解症状，以雾化吸入为主治疗。雾化吸入药物的同时，药物的副作用却不可忽视。而中医艾灸疗法对治疗本病有着确实的作用，既没有西医学的药物危害性，又能有效地根治哮喘，实为上乘之法。

（一）艾灸处方

◎ 基本处方

肺俞、膏肓、膻中、定喘。

◎ 辨证加灸

急性发作者，加灸大椎、尺泽。

痰多者，加灸丰隆。

久喘者，加灸足三里、肾俞、脾俞。

（二）操作方法

采用温和灸或回旋灸，每穴 20~30 分钟，急性发作时可每日 2 次，缓解期每日 1 次或隔日 1 次，灸至病情缓解为止，缓解期 10 次为 1 个疗程。

（三）注意事项

（1）艾灸对哮喘的疗效非常好，尤其在治本方面独具特效，缓解期施以艾灸疗法，能够有效地控制发作，但必须坚持艾灸，一般需要 3 个月以上的调理时间，可使本病得以治愈。

（2）在急性发作期可配合其他疗法，以免出现哮喘持续状态。

第四节 艾灸治疗胃痛

胃痛是胃病中的一个主要症状，日常生活中十分常见，故有"十人九胃病"之说。胃痛是中医之称谓，相当于西医学中的胃炎、胃溃疡、十二指肠球炎、十二指肠球部溃疡等病。本病主要表现为心窝部疼痛，常伴有食欲不振、心窝部胀满、恶心呕吐、反酸、嗳气等症状。

（一）艾灸处方

◎ **基本处方**

足三里、中脘。

◎ **辨证加灸**

急性胃痛者，加灸梁丘。

慢性胃痛者，加灸胃俞、脾俞。

呕吐反酸者，加灸内关、公孙。

生气而致者，加灸肝俞、期门。

（二）操作方法

采用回旋灸或温和灸的方法，急性胃痛灸至疼痛明显缓解或疼痛消失，慢性胃痛每穴灸 15~20 分钟，灸至皮肤产生红晕为止。每日 1 次，10 次为 1 个疗程。

（三）注意事项

（1）胃痛用艾灸疗法效果特别显著，急性胃痛能够迅速得到缓解。慢性胃痛需要连续施灸，也能有效地得到治疗。

（2）艾灸治疗时要注意合理的饮食，生活要规律，饮食宜定时、定量，勿过饥、过饱；忌食生冷、刺激性食物，保持心情舒畅。

第五节　艾灸治疗胃下垂

胃下垂是指胃的位置低于正常位置，主要表现为上腹饱胀、饮食减少、嗳气等症状。多发于体形瘦长，腹壁松弛，腹肌薄弱的中老年人，女性多于男性。中医认为本病是因脾胃虚弱，中气下陷，升举无力而致，艾灸是非常有效的方法。

（一）艾灸处方

◎ 基本处方

中脘、气海、足三里、天枢。

（二）操作方法

采用温和灸，每穴灸 15~30 分钟，每日或隔日 1 次，10 次为 1 个疗程。

（三）注意事项

（1）艾灸对本病治疗虽然很好，但是必须要坚持施灸。
（2）在治疗的同时需要注意合理饮食。

第六节　艾灸治疗慢性腹泻

慢性腹泻是常见疾病，主要表现为反复发作的大便次数增多，或轻或重，便质清稀如水样或完谷不化，常伴有腹痛肠鸣。常见于西医学中的多种疾病，如慢性肠炎、肠结核、肠道激惹综合征等。西医学对本病治疗尚无有效的方法，常缠绵难愈，艾灸对本病有着非常好的疗效，值得推广运用。

（一）艾灸处方

◎ 基本处方

神阙、天枢、上巨虚。

◎ 辨证加灸

腹泻日久，身体虚弱者，加灸气海、脾俞。

五更泻（在黎明前出现腹泻）者，加灸肾俞、关元。

水样泻者，加灸关元、下巨虚。

（二）操作方法

采用温和灸，每穴灸 20~30 分钟，每日或隔日 1 次，艾灸 10 次为 1 个疗程，每个疗程间隔 3~5 天。

（三）注意事项

（1）慢性腹泻与生活因素密切相关，平时饮食宜清淡，注意勿食生冷、辛辣、油腻之物。

（2）当病情好转之后，应继续巩固治疗一段时间，防止复发。

第七节　艾灸治疗便秘

便秘是指大便秘结不通，排便周期或时间延长，或者排便困难，是临床常见的病证。便秘虽然不是大病，但却会给人们造成极大的痛苦，并常引发多种疾病的发生，故有"便秘是万病之源"之说。西医学对本病尚缺乏有效的手段，往往只解燃眉之急，难以达到有效的治疗。艾灸对本病有着满意的疗效，有标本兼治的作用。

（一）艾灸处方

天枢、大肠俞、腹结、足三里。

（二）操作方法

采用温和灸，每穴可灸 15~20 分钟，每日或隔日 1 次，10 次为 1 个疗程。

（三）注意事项

（1）在平时应养成定时排便的习惯，加强锻炼，多食新鲜蔬菜水果，适当多喝水，少食辛辣之物。

（2）日常配合每天以肚脐为中心顺时针方向按摩腹部，每天 1~2 次，每次 5~10 分钟。

第八节 艾灸治疗牙痛

"牙痛不算病，疼起来要人命"，这是日常人们经常会说的一句顺口溜，说明牙痛给人造成很大的痛苦。这是极为常见的一个病，牙一旦疼起来，会使人坐立不安，十分苦恼，往往又没有好方法。此时不要忘记了试试艾灸方法，这一方法治疗牙痛效果灵验，且无任何不良反应。

（一）艾灸处方

◎ 基本处方

液门、阳溪、合谷。

◎ 辨证加灸

上牙痛加灸下关穴、内庭穴，下牙痛加灸颊车穴。

（二）操作方法

艾炷隔蒜灸，艾炷如枣核大或黄豆大，每穴每次灸 5~7 壮，一般每日 1 次，严重者每日 2 次。

（三）注意事项

艾灸治疗牙痛有很好的止痛作用，但对龋齿而致的牙痛往往只能暂时缓解，最好疼痛消失后到口腔专科就诊。

第九节　艾灸治疗吊线风

吊线风是一种俗称，西医学称为面神经麻痹或周围性面瘫，中医称之口眼㖞斜。这是临床很常见的一个病，一般多是突然发病，出现眼睛不能闭合，流泪流涎，额头皱纹消失，鼻唇沟变浅或消失，口角歪斜等一侧面部五官改变。可发生于任何年龄，在一年四季中都可以发生，但是以冬春两季发病为多。

（一）艾灸处方

太阳、颧髎、地仓、颊车、牵正、合谷、足三里。

（二）操作方法

面部穴位以麦粒大小艾炷隔姜灸，每穴可灸 5~7 壮，四肢穴位采用温和灸，每穴灸 15~20 分钟，每日 1 次，10 次为 1 个疗程。

（三）注意事项

（1）艾灸治疗面瘫具有良好的疗效，治疗越早效果越好，时间越久疗效就越差，对因病毒感染而致的面瘫效果缓慢。

（2）在艾灸治疗时一定避免风寒的侵袭，可以采取戴口罩、围巾等方法保护。

第十节　艾灸治疗失眠

随着生活节奏的加快，失眠已成为当今影响人类身心健康的重要疾病之一，已引起了全世界医学的高度关注，西医学一般以镇静剂为主治疗，但镇静剂只能作为一种应急手段，且容易出现耐药性及成瘾性。艾灸对失眠的调理有着非常好的疗效，能较快地改善睡眠，并适合在家中自我调理，无副作用，值得推广运用。

（一）艾灸处方

◎ 基本处方

百会、神门、三阴交、心俞、安眠。

◎ 辨证加灸

伴有头晕者，加灸悬钟、风池。

夜间清醒，白天无精神者，加灸申脉。

伴噩梦多者，加灸厉兑、隐白。

伴烦躁难以入眠者，加灸太冲。

伴心慌胸闷者，加灸内关。

（二）操作方法

采用温和灸的方法，每穴灸 15~20 分钟，每晚或隔日 1 次，7 次为 1 个疗程，每个疗程可间隔 3 天。

（三）注意事项

艾灸调理失眠具有很好的疗效，但是需要坚持治疗，当症状改善之后还需要继续巩固一段时间。如果之前有服用镇静类的药物，在减药的时候，不可骤停，要循序渐进。

第十一节　艾灸治疗痔疮

民间有"十人九痔"之说，这说明痔疮发病率甚高，确实如此，痔疮是成年人的多发病，十分常见。痔疮是直肠下端黏膜下和肛管皮下的静脉扩大曲张形成的静脉团块，按其发生的部位分为内痔、外痔和混合痔。目前西医学治疗尚无理想的方法，主要以手术治疗为主，但手术治疗痛苦大，复发率高。艾灸调理痔疮既无痛苦，也无任何不良反应，且具有很好的远期疗效。

（一）艾灸处方

◎ 基本处方

承山、次髎、长强。

◎ 辨证加灸

伴有便秘者，加灸天枢、支沟。

伴有出血者，加灸孔最。

伴痔疮肿痛者，加灸阳溪。

痔核久不消除者，加灸手三里。

（二）操作方法

次髎穴采用雀啄灸，余穴采用回旋灸，每穴灸 15~20 分钟，每日或隔日 1 次，10 次为 1 个疗程。

（三）注意事项

在治疗期间要禁食辛辣之物，多食新鲜蔬菜水果，以保持大便通畅。

第十二节　艾灸治疗蛇串疮

蛇串疮又称为"缠腰火丹""蛇丹""围腰蛇疮"，西医学称之为"带状疱疹"。表现为皮肤上出现簇集性水疱，呈带状分布，疼痛如火燎。因皮损犹如蛇行，所以称之为"蛇串疮"，又因多发于腰部，又称之为"缠腰火丹"。多在身体抵抗力低下时发病，年龄越大，发病率越高。治疗不当或治疗不及时，往往会出现后遗性疼痛，发病时年龄越大，留有后遗疼痛的可能性越大。西医治疗主要以抗病毒为主，其疗效多较缓慢，常留有后遗性疼痛。艾灸治疗效果非常确实，且方法简单，值得广泛普及。

（一）艾灸处方

◎ 基本处方

阿是穴。

◎ 辨证加穴

若病变在颜面部者，加灸阳白、太阳、颧髎。

若病变在胸胁部者，加灸期门、阳陵泉。

若病变在腰腹部者，加灸带脉、足临泣。

（二）操作方法

阿是穴采用回旋灸，要求火力强一些，以患者能耐受为度，一般需要30分钟，每日1次，3次为1个疗程，如果不愈，隔3天后再灸。其他穴位采用温和灸。

（三）注意事项

（1）治疗时要注意合理饮食，禁食辛辣之品。

（2）治疗时间越早效果越好，治疗干预时间晚，就容易导致后遗性疼痛。

第十三节　艾灸治疗湿疹

湿疹在中医学中称为湿疮，也叫癣疮，是很常见的一种皮肤病，可发生于任何年龄，但以儿童多见。可发生于全身或身体的任何部位，因发生部位不同又有不同的名称，如发生于面部的称为"面游风"，发生于耳部的称为"旋耳风"，发生于肘、膝窝处称为"四弯风"等。湿疹是较为难治的皮肤病，具有缠绵难愈，反复发作的特点。艾灸对湿疹有很好的功效，如果得了湿疹，不妨试试艾灸疗法，或许足不出户就可以将缠绵难愈的问题轻松解决了。

（一）艾灸处方

阿是穴、大椎、曲池、血海、三阴交、膈俞、肺俞。

（二）操作方法

阿是穴采用回旋灸，灸至起红晕为度，余穴采用温和灸，每穴灸 15~20 分钟。每日 1 次，10 次为 1 个疗程，每疗程间隔 3 天。

（三）注意事项

（1）艾灸对本病虽然有着较好的疗效，但是慢性湿疹易反复发作，治疗缓慢，需要坚持治疗。

（2）湿疹的反复发作与饮食有重要关系，所以在平时要注意饮食，忌食海鲜、牛羊肉、辛辣食物、酒类、各种调味品等刺激性食物。

第十章

女性病不再难缠，
艾灸来守护幸福

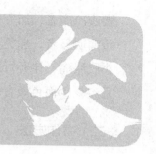

自古有"宁治十男子不治一妇人"之说，这说明妇科病缠绵难愈，治疗非常棘手。确实如此，女性由于经、带、胎、产的生理特性，容易出现多种妇科病证，很多女性为治疗妇科疾病多年求医问药，但往往收效甚微。妇科病真的治不好吗？事实上，这是没有找到正确的治疗方法。对于妇科疾病，大多时候西医确实束手无策，但是中医对此却独具优势，中医艾灸对妇科病有特殊疗效，小小艾条就能解除女性这些难言之隐。

第一节　艾灸治疗痛经

痛经是最常见的妇科疾病，是指女性在月经前后或月经时出现周期性小腹疼痛，或牵及腰部的一种病证。引发痛经的原因很多，不明原因导致的称为原发性痛经，是导致痛经的主要原因，因某些疾病而致的痛经称为继发性痛经。西医学对原发性痛经没有什么好的处理方法，只能单纯针对疼痛使暂时缓解，无法有效根除。艾灸疗法对痛经则有显著的疗效，既能迅速治标，又能有效地根治。

（一）艾灸处方

◎ **基本处方**

关元、三阴交、十七椎。

◎ 辨证加灸

腰腹冷痛者,加灸神阙。

腰痛明显者,加灸肾俞。

小腹胀痛,伴经行不畅、紫暗有块者,加灸中极、归来。

月经量少而色淡者,加灸足三里、脾俞。

(二)操作方法

神阙穴艾灸时先用食盐填平肚脐,再置附子饼或姜片,上置麦粒大小艾炷,灸至腹内发热为度。余穴采用温和灸,最好在月经前 5 天左右开始施灸,每穴灸 20~30 分钟,每日 1 次,灸至月经来潮,一般连续灸 3 个月经周期。

(三)注意事项

(1)为了达到有效的治疗目的,应选择在月经前 5~7 天开始,一般连续治疗 3~5 个月经周期。

(2)注意经期卫生和保暖,避免食用生冷寒凉及辛辣之品。同时要注意精神的调摄,避免精神刺激。

第二节　艾灸治疗闭经

闭经也是妇科中常见的疾病,是指年满 16 周岁月经还没有来潮,或已来过月经又中断 6 个月经周期以上的病证。在中医中称之为"女子不月""月事不来""月水不通"等。西医学治疗主要以激素撤退性出血为法,不能从根本上进行调理。艾灸调理闭经是一种绿色有效之法,经济实惠,简单易使,值得推广。

(一)艾灸处方

◎ 基本处方

三阴交、归来、关元、中极。

◎ 辨证加灸

伴有心烦易怒，胸满腹胀者，加灸太冲、膈俞。

伴有腰酸腰痛，头晕耳鸣者，加灸肾俞。

伴身体消瘦，体乏无力，面色萎黄者，加灸足三里、脾俞。

（二）操作方法

采用温和灸，每穴灸 15~20 分钟，每日 1 次，10 次为 1 个疗程。

（三）注意事项

艾灸对无名原因（功能性失调）而致的闭经疗效非常好，而对继发性闭经（由其他疾病引起的闭经）需要治疗原发性疾病。尤其要注意早期妊娠的可能性。

第三节 艾灸治疗崩漏

崩漏是指女性不在行经期的时候而阴道突然大量出血或淋漓不断的症状。崩与漏是一个疾病不同的症状表现，崩是流血量多，来势急骤，漏是病情缓慢，流血量少。两种情况常常相互牵及，可由崩转化成漏，也可能由漏转化成崩，在临床常常两者并见，故称之为崩漏。崩漏相当于西医学中的功能失调性子宫出血，西医以止血药或刮宫治疗为主。艾灸处理本病效果极好，是一个见效快、能治本的好方法。

（一）艾灸处方

◎ 基本处方

隐白、大敦、三阴交。

◎ 辨证加灸

伴腰酸腰痛，头晕耳鸣者，加灸肾俞、太溪。

伴烦躁易怒，胸满腹胀，血色紫暗者，加灸太冲、血海。

伴头晕心悸，体乏无力，血色淡而质稀者，加灸足三里、脾俞。

（二）操作方法

采用温和灸，每穴灸 15~20 分钟，灸至穴位处发红，流血量多，急性者可每日 2 次，直到症状消失为止。

（三）注意事项

艾灸治疗崩漏疗效显著，经治疗 3~5 天疗效不佳者可到医院做相关检查，排除其他器质性疾病所导致的出血。

第四节　艾灸治疗胎位不正

胎位不正是指孕妇在妊娠 28 周之后，胎儿在子宫体内位置异常者，这是导致难产最常见的原因。西医治疗胎位不正尚无有效的方法，一般是胸膝卧位调理，但是疗效甚微。艾灸对于胎位不正具有特效的作用，是目前纠正胎位最优势的方法。

（一）艾灸处方

至阴。

（二）操作方法

在治疗前首先嘱患者排空小便，松开腰带，坐于背靠椅上或半卧于床上，用温和灸，每次灸 15~20 分钟，每日 1~2 次，灸至胎位转正，一般 1 周左右即可达到疗效。

（三）注意事项

艾灸的时间极为重要，一般在妊娠 28~32 周期间成功率高。

第五节　艾灸治疗妊娠呕吐

妊娠呕吐是孕妇在早期出现的一种早孕反应，又称为"孕吐"，表现为恶心、呕吐、厌食等症状，较为严重的可出现食入即吐或闻食即吐。因为阻碍了进食，所以在中医学中称之为"妊娠恶阻"。

对妊娠呕吐的治疗，医学史上曾发生过震惊世界的"反应停"事件，导致多达 1.2 万名婴儿出现"海豹肢畸形"，这一悲剧一直警醒着医疗工作者，对妊娠用药极为慎重。全球医家都在积极寻求一种安全可靠的方法，艾灸疗法可缓解妊娠呕吐，安全易使，疗效可靠，是一种理想疗法。

（一）艾灸处方

中脘、足三里、内关、公孙。

（二）操作方法

采用温和灸的方法，每穴灸 10~15 分钟，每日 1 次，1 周为 1 个疗程。

（三）注意事项

（1）孕妇是特殊人群，在艾灸治疗时宜缓和，不宜太重，当症状改善后即可停止治疗。

（2）在早孕反应期饮食宜清淡，可少食多餐。

第六节　艾灸治疗带下病

经、带、胎、产是妇科病证特有的表现。发育成熟的女性会有少量白色无臭的分泌物，布露于子宫，润泽于阴道，这是一种正常的生理现象，称之为带下。但如果带下的色、质、量、气味发生了异常，这时就属于病理状态了，称之为带下病。带下病可见于西医学中的阴道炎、宫颈炎、盆腔炎、妇科肿瘤等。艾灸疗法调理带下病有较好的效果，既能较快地改善症状，又能从根本上进行调理，是目前较为理想的治疗方法。

（一）艾灸处方

◎ 基本处方

隐白、带脉、三阴交、白环俞。

◎ 辨证加灸

伴腰酸腰痛、头晕耳鸣者，加灸肾俞、太溪。

伴身体乏力、食欲不佳者，加灸足三里、脾俞。

（二）操作方法

采用温和灸，每穴灸 15~20 分钟，每日或隔日 1 次，一般 10 次为 1 个疗程。

（三）注意事项

（1）艾灸对带下病的症状改善有很好的疗效，当症状消失后一般还需要继续巩固治疗一段时间。

（2）平时要保持阴部卫生，节制房事，有效防止各种妇科疾病的发生。

第七节　艾灸治疗子宫脱垂

子宫脱垂是指子宫从正常的位置沿着阴道而下降，严重者子宫会全部脱出于阴道口外。子宫脱垂是一个西医学病名，在中医学中称之为"阴挺""阴脱""阴疝""阴痔"等。本病的发生与多产、房劳过度、产伤、身体虚弱等因素有关。艾灸对本病有着良好的作用，是值得推广运用的方法。

（一）艾灸处方

百会、气海、归来、神阙。

（二）操作方法

百会穴可采用温灸器灸，神阙穴先用盐填平，再隔附子饼灸，余穴采用温和灸，每穴灸 15~20 分钟，每日或隔日 1 次，10 次为 1 个疗程。

（三）注意事项

（1）子宫脱垂需要调理的时间比较长，因此要有治疗的信心，坚持持续治疗非常关键。

（2）在调理期间要注意休息，减少重体力活动，保持大便通畅，减少或停止房事。

第八节　艾灸调理卵巢功能早衰

卵巢是女性重要的内分泌腺体，主要功能是分泌雌激素、孕激素和产生卵子。卵巢功能早衰是指女性在 35 岁之前出现了卵巢萎缩性持续性闭经。一旦卵巢功能衰退会导致女性出现体质、体态、肤色、性功能、孕育等一系列变化，表现为脸部发黄，面部潮热，体态臃肿，阴道发干及萎缩，心烦意乱，平时易感冒等多种异常现象。当女性在青中年时期出现了渐进性的月经稀少，或闭经现象，要注意防治卵巢功能的衰退。西医对本病的调理尚无有效的方法，通过长期的艾灸临床来看，艾灸疗法对卵巢功能早衰效果良好，具有很好的调理作用，值得进一步研究与推广。

（一）艾灸处方

肾俞、脾俞、关元、大赫、神阙、三阴交、太溪、足三里。

（二）操作方法

将上述穴位随机分成两组，交替运用，神阙穴用盐填平肚脐，然后再隔姜灸，其余穴位采用温和灸，每穴灸 20~30 分钟，每日或隔日 1 次。连续 15 次为 1 个疗程，每疗程间隔 5~7 天。

（三）注意事项

本病的调理较为漫长，不可急于求成，往往需要坚持数月的调理。在治疗期间适当加强体育锻炼，保持愉快的心情，不要乱用药物，尤其各种激素类药物。

第九节　艾灸治疗不孕症

不孕症是指在育龄期的妇女，夫妻同居两年以上，有正常的性生活，男方生殖功能正常，而未受孕者；或曾有过孕育史，而后未避孕，超过 2 年以上未再受孕者。不孕症病因复杂，治疗较为棘手，给家庭及女性带来极大的困扰。然而本病一直是中医临床中的优势病种，其中艾灸疗法简单易行，是适合家庭自疗的一种优势方法。

（一）艾灸处方

◎ **基本处方**

神阙、气海、关元、三阴交。

◎ **辨证加灸**

伴有腰酸腰痛、月经量少色淡、性欲冷淡者，加灸肾俞、太溪。
伴有心烦易怒、胸胁胀满、腹胀腹痛者，加灸太冲、期门。
伴有形体肥胖、带下量多、月经后延者，加灸丰隆、中脘。

（二）操作方法

神阙穴用食盐填满脐窝，上置艾炷如枣核大，灸 3~5 壮，其余穴位采用温和灸，每穴灸 15~20 分钟，于月经结束后立即行艾灸，每日 1 次，连续治疗 15~20 天，一般连续治疗 3 个月经周期。

（三）注意事项

在治疗时首先排除因男性造成的不育原因，平时一定放松心情，减少心理压力，治疗要有耐心，一定坚持持续治疗。

第十节　艾灸治疗乳汁不足

乳汁不足是指产后哺乳期内产妇的乳汁量不能满足胎儿的需求，甚或乳汁极少。这是哺乳期常见的病证，在民间有许多催乳的方法，但往往效果不好，西医学治疗比较棘手，因为用药物催乳影响胎儿的喂养，所以治疗乳汁不足尚无理想的药物。艾灸疗法是一个可行的方法，既避免了药物的副作用，又有较好的疗效。

（一）艾灸处方

◎ 基本处方
膻中、乳根、少泽、足三里。

◎ 辨证加灸
伴有乳房松软，疲乏无力，面色苍白者，加灸脾俞、三阴交。
伴有乳房胀痛，心情烦躁郁闷者，加灸太冲、期门。

（二）操作方法

采用温和灸，每穴灸 15~20 分钟，每日 1 次，7 次为 1 个疗程。

（三）注意事项

要及时哺乳，定时哺乳，加强产妇的营养，保持良好的情绪，做好乳房的卫生，防止发生感染。一旦产后乳汁不足要及时调理，治疗越早疗效越好。

第十一节　艾灸治疗乳腺炎

乳腺炎是哺乳期妇女的常见疾病，中医学称之为"乳痈"，是以乳房结块肿痛、乳汁排出不畅，严重者出现结脓成痈为主症的乳房疾病。尤以产后3~4周的哺乳期女性最多见。艾灸治疗乳腺炎具有较好的作用，对初期的乳腺炎疗效确切，尤其隔蒜灸疗效更为满意。

（一）艾灸处方

阿是穴、肩井、乳根、膻中。

（二）操作方法

可行温和灸，每穴灸 10~15 分钟，以局部红晕为度，每日 1 次，7 次为1 个疗程。也可以隔蒜灸，最好为紫皮独头蒜，将蒜切成分许厚的薄片，放在肿块上，用枣核大的艾炷灸之。在灸治过程中，患者感觉局部灼热不可忍受时，可将蒜片向上提起或沿皮肤上、下、左、右移动，稍移动后再放回原处灸治。每灸 4~5 次之后换用新蒜片，灸到患处出现红晕（不起疱）为度。

（三）注意事项

（1）艾灸治疗乳腺炎早期效果非常满意，因此一定要及时早期治疗，若已化脓，治疗则较为缓慢，需要坚持持续治疗。

（2）在哺乳期一定要保持乳头清洁，防止乳房部的挤压，在断乳时逐渐减少哺乳时间，循序渐进地断乳，以防乳汁淤积。

第十二节　艾灸治疗乳腺增生

乳腺增生是乳房部常见的慢性良性肿块，以乳房部肿块和乳房胀痛为最主要的特点，最常见于中青年妇女。其疼痛往往在月经前发生，肿块增大或变硬，当月经来潮后肿块会随之变小、变软，症状也即减轻或消失，情绪变化是导致病情加重的重要原因。在中医中称之为"乳癖""乳核""乳痰"等。乳腺增生在西医学中尚无有效的方法，中医艾灸疗法有着较为满意的疗效，是值得推广的家庭自疗好方法。

（一）艾灸处方

膻中、乳根、期门、天宗、屋翳。

（二）操作方法

采用温和灸，每穴灸 15~20 分钟，于月经前 7~10 天开始治疗，每日 1 次，到月经来潮为止。一般连续治疗 3~5 个月经周期。

（三）注意事项

（1）本病与情绪因素密切相关，因此调畅情志极为重要，平时保持愉快的心情是治疗关键。

（2）症状的出现或加重与月经周期相关，掌握调理时机有助于疗效的提高，选择在月经前 7~10 天开始调理为佳。

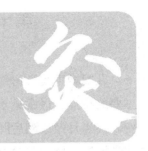

第十一章
男性病不再是难言之隐，
灸灸就健康

男性病主要以生殖系统疾病为主，如前列腺炎、阳痿、遗精等，多为隐私性疾病，所以许多患者有了这类相关疾病不去就诊，一直带病生活。其实通过自我艾灸调理有很好的效果，既无任何不良反应，又能得到很好的调理。

第一节　艾灸治疗前列腺炎

前列腺炎是一种较顽固的男性常见疾病，具有发病率高，缠绵难愈的特点。其主要表现为小便发生异常性改变，排尿频繁，下腹部、会阴部或阴囊部疼痛，尿道口经常有白色分泌物排出，有时会出现血尿，严重者可有阳痿、早泄、遗精及血精等。急性发作时可有尿频、尿急、尿痛等系列变化。前列腺是男性特有组织，位置特殊，药物难以发挥疗效，故西医学尚无有效的治疗途径。艾灸有较好的疗效，但需要一定时间的坚持治疗。

（一）艾灸处方

神阙、中极、关元、三阴交、阴陵泉。

（二）操作方法

采用神阙穴隔盐灸法。用食盐炒黄待冷后填于脐，再用葱白2根，压成0.3cm厚的饼置于盐上，再将葱白饼置上艾炷，灸至有尿意为止。余穴采用温和灸，每穴灸15~20分钟，每日1次，10次为1个疗程。

（三）注意事项

前列腺炎一般需要较长时间的治疗，一定要坚持。平时注意保暖，尽量不要憋尿，性生活频率一定要合理，既不可过频又不可中断。

第二节 艾灸治疗阳痿

阳痿是指男性还未到性功能衰退的年龄，在性生活时出现勃起功能障碍。有一些是因某些器质性疾病而所致，而更多的则是功能性的原因，这种情况一般较为棘手。目前西医用药存在副作用大的情况，并且多是一时之效。艾灸对本病的调理有很好的治疗效果，能达到长久的治疗效用。

（一）艾灸处方

◎ 基本处方

关元、三阴交、肾俞。

◎ 辨证加灸

若伴有畏寒怕冷、腰膝酸软、面浮水肿者，加灸神阙、命门。

若伴有抑郁生气、烦躁不安、胸胁胀满者，加灸肝俞、太冲。

（二）操作方法

神阙穴隔盐后再施以附子饼，在附子饼上施灸，余穴施以温和灸，每穴灸 20~30 分钟，每日 1 次。灸 10~15 次为一个疗程，痊愈为止。

（三）注意事项

阳痿的发生多为功能性疾病，因此调适心理极为关键，消除紧张、悲观的情绪，树立信心。平时不宜乱用各种壮阳类药物，乱用往往会适得其反，造成进一步的损害。

第三节　艾灸治疗遗精

遗精是指不在性生活状态下而精液频繁遗泄，在梦中出现遗精，称之为"梦遗"，在清醒状态下而精液自流，称之为"滑精"。这些问题的出现多由于患者思想过分集中于性问题上所造成，也可见于精囊炎、前列腺炎、睾丸炎等男科疾病中。如果未婚或者已婚但无正常性生活的男子每月遗精 2~4 次者属于正常的生理性反应，不为病态。

（一）艾灸处方

◎ 基本处方

志室、肾俞、关元、三阴交。

◎ 辨证加灸

伴有腰酸腰痛、畏寒怕冷、头晕耳鸣者，加灸命门、神阙。

伴有食少腹泻、心悸不安、四肢无力者，加灸心俞、脾俞。

伴有小腹坠胀疼痛、小便异常者，加灸中极、阴陵泉。

（二）操作方法

神阙穴隔盐灸，余穴采用温和灸，每穴灸 15~20 分钟，每日或隔日 1 次，10 次为 1 个疗程。

（三）注意事项

遗精的发生多是功能性疾病，因此在治疗时调适心理极为关键，解除思想顾虑，鼓励患者多参加有意义的活动，减少对性生活的高度关注。

第四节　艾灸治疗男性不育症

男性不育症是男科非常棘手的疾病，近几年发病率有明显增高趋势，值得重视。本病是指育龄夫妇在同居 2 年以上，性生活正常、未采取任何避孕措施，因男方的原因导致女方不能受孕。导致男性不育常见原因有精子减少症、无精子症、死精子症、精液不液化症、不射精症等。

（一）艾灸处方

◎ 基本处方

关元、肾俞、太溪、三阴交。

◎ 辨证加灸

伴有身体消瘦、体虚无力、面色萎黄者，加灸足三里、气海。

伴腰酸腰痛、头晕耳鸣者，加灸命门。

伴烦躁易怒、胸闷不舒者，加灸肝俞、血海。

伴身体沉重、小便不利、小腹不适者，加灸阴陵泉、蠡沟。

（二）操作方法

采用温和灸，每穴灸 15~20 分钟，每日 1 次或隔日 1 次，每 10 次为 1 个疗程，每疗程间休息 3~5 天。

（三）注意事项

（1）首先放松心情，保持乐观的态度，不熬夜，戒烟限酒。平时要多运动，避免久坐，不可过于安逸，肥胖者要积极减肥。

（2）要坚持持续调治，在调理期间减少性生活。

第十二章
儿童艾灸好处多，
祛病防病又长身

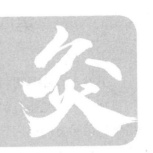

小儿最宜艾灸，因为艾灸具有很高的安全性，且疗效好、获效快。小儿为纯阳之体，所得疾病多为外邪而致，通过艾灸能有效地振奋阳气，激发潜能使病邪得除而康复；艾灸还能增强儿童体质，有效地预防疾病的发生，达到预防、保健和治疗为一体的功效。下面将儿科中常见病用艾灸疗法调理效果较好的病种介绍如下，大家可根据患儿的情况参阅相关病种施以艾灸疗法。

第一节　艾灸治疗小儿厌食

厌食是小儿常见的一种病症，主要表现为没有食欲或饮食量减少，甚至厌恶进食或拒食。尤其随着现代生活水平的提高，不合理的喂养因素增多，导致出现厌食的儿童越来越多。对此可选用艾灸治疗。

（一）艾灸处方

◎ 基本处方

中脘、脾俞、足三里、章门。

◎ 辨证加灸

若伴有腹泻者，加灸天枢。

若伴口舌干燥、潮热盗汗者，加灸三阴交。

（二）操作方法

采用温和灸，每穴灸 5~15 分钟，每日 1 次或隔日 1 次，10 次为 1 个疗程。

（三）注意事项

（1）首先要积极纠正不良的饮食习惯，提倡母乳喂养，不可随便乱用补药，进行心理疏导。饮食宜定量，多食新鲜的蔬菜、水果，减少碳酸饮料、巧克力、煎炸食物的摄入。

（2）儿童皮肤娇嫩，在施灸时注意艾灸强度，并根据儿童年龄的大小决定艾灸时间。

第二节　艾灸治疗小儿遗尿

小儿遗尿又俗称为"尿床"，是指 3 岁以上的小儿在睡眠中小便自遗，醒后才能知道的一种病证。在 1 周岁前出现尿床是正常现象，在 3 周岁之后偶尔的尿床也属于正常，如果 3 周岁之后仍然经常出现遗尿就需要治疗了。西医对此没有较好的方法，通过艾灸处理本病，却有很好的疗效。

（一）艾灸处方

关元、中极、三阴交、膀胱俞。

（二）操作方法

采用温和灸的方法，每穴艾灸 5~15 分钟。每日或隔日 1 次，1 周为 1 个疗程。

（三）注意事项

（1）在治疗期间，白天避免患儿过度疲劳，睡前消除兴奋的因素，同时在睡前减少饮水，夜间要定时叫醒患儿起床排尿，培养孩子按时排尿的习惯。

（2）要注意灸量及强度。

第三节　艾灸治疗小儿夜啼

小儿夜啼多见于初生的婴儿，婴儿越小越容易发生本病，表现为白天如常，晚上则会啼哭不安，时哭时止，或每夜定时啼哭，严重者则通宵达旦。婴儿由于还不会说话，"哭"是一种表达要求，是婴儿的本能反应，多数属于生理现象，要与本病正确区分。此外因伤食、饥饿、发热或者因其他疾病而导致的啼哭，也不属于"小儿夜啼"。

（一）艾灸处方

百会、中脘、关元、足三里。

（二）操作方法

采用温和灸的方法，每次每穴灸3~5分钟，以皮肤潮红为度，每日1次，5次为1个疗程。

（三）注意事项

（1）本病多发生于婴儿，婴儿不会语言表达，所以应当细心观察，排除其他原因而致的啼哭，尤其是器质性疾病而致者。

（2）要保持睡眠环境的安静，温度适宜，灯光不可过亮，母亲要注意合理饮食，禁食辛辣之物。

（3）本病多见于出生不久的婴儿，皮肤娇嫩，因此在施灸时一定细心，注意灸量。

第四节　艾灸治疗小儿脑瘫

脑瘫是一种难治的疾病，属于中医学的五迟、五软、五硬、痿证等范畴。病因非常复杂，可由围产期和出生前各种原因引起颅内缺氧、出血等导致，如孕期感染、胎儿窘迫、新生儿窒息、早产、脑血管疾病或全身出血性疾病等。对于本病的治疗非常棘手，越早治疗疗效越佳，艾灸可以作为一种有效的辅助手段干预调理。

（一）艾灸处方

大椎、四神聪、身柱、悬钟、肾俞、脾俞、肝俞、足三里、阳陵泉。

（二）操作方法

采用温和灸的方法，将以上穴位分成两组，交替施灸，每穴艾灸 5~15 分钟，每日 1 次，交替施灸，10 次为 1 个疗程，每疗程间隔 5 天。

（三）注意事项

（1）本病属于严重性疾病，艾灸可作为一种辅助手段，多需要与其他方法配合，治疗疗程漫长，因此需要家长积极配合，要有耐心和恒心，只有坚持治疗才能达到目的。

（2）加强各种功能的锻炼极为重要，需要家长一起配合孩子进行功能锻炼。

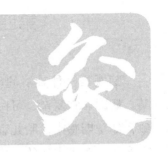

第十三章
老年病艾灸效独到，
治病延年又益寿

老年人是一个特殊的群体，随着年龄的增长，人体组织结构进一步老化，脏器与器官发生相应的衰退，这是自然的规律，所以老年人患的疾病要比年轻人多，并且发生疾病后多缠绵难愈，病情较重而复杂。比如老年痴呆、老年性耳聋、前列腺肥大、冠心病、糖尿病、高血压、性功能衰退等疾病，是老年时期的常见病，其发生大多比较隐匿，因此在平时一定要注意防范。一旦发生相关疾病要及时诊断，及早治疗，防止疾病进一步发展，而造成脏器功能的衰竭。多数疾病目前尚无有效的方法，但也不要灰心，尝试运用艾灸进行调理往往有意想不到的效果。

第一节　艾灸治疗老年性痴呆

老年性痴呆是老年时期常见的一类疾病，年龄越大，患病率愈高。该病发病非常缓慢，起病较为隐匿，早期仅表现为记忆力和反应力进行性下降，很容易被忽视，之后会逐渐出现各种明显的精神症状。导致本病的原因主要有阿尔茨海默病，其次是血管性痴呆，还有较少见的维生素 B_1 缺乏、恶性贫血等。中医认为本病的发生主要是因禀赋不足、精血亏虚、肝肾不足、髓海不充等。艾灸对老年性痴呆有很好的预防作用，对早期的老年性痴呆能有效地控制。

（一）艾灸处方

百会、四神聪、风府、太溪、悬钟、足三里。

（二）操作方法

采用温和灸的方法，将上述穴位分成两组交替运用，每穴每次灸 15~30 分钟，每日 1 次，10 次为 1 个疗程，每疗程间隔 5 天。

（三）注意事项

（1）本病采用艾灸治疗以早期效果好，晚期疗效较差，应早发现早干预，艾灸调理能有效地控制和延缓疾病的进展。这种疾病治疗周期较长，应做好长期调理的准备。

（2）每穴每次尽量灸透，因此每次需要艾灸较长时间。

第二节 艾灸延缓衰老

《黄帝内经》讲男子"八八"64 岁、女子"七七"49 岁，"天癸尽"，"五脏皆衰"，机体各部分的功能开始衰退，人体逐渐进入老年期，这是一种自然规律，是一系列生理、病理过程综合作用的结果，虽然不可逆转，但是通过一些方法和手段如艾灸来延缓衰老，使 60 岁的人看起来像 50 岁或 40 岁，是完全能做到的。衰老的发生常与肾气亏虚、阳气虚衰等因素有关。艾灸抗老防衰有非常好的疗效，是千百年来的有效经验。

（一）艾灸处方

关元、太溪、神阙、三阴交、足三里。

（二）操作方法

神阙穴隔盐灸，灸 5~7 壮，每日 1 次，7 次为 1 个疗程。余穴采用艾条温和灸，每穴每次灸 15~20 分钟，10 次为 1 个疗程，每疗程间隔 5 日。也可以每周调理 1~3 次，长期坚持调理。

（三）注意事项

艾灸延缓衰老有着很好的作用，但是需要持之以恒，并且要做到生活规律，遵循起居有常、饮食有节、不妄作劳的养生理念。

第三节　艾灸调理性功能低下

性功能低下就是平常所说的性冷淡，是指男女对性生活不感兴趣，对性的感受和态度淡漠，表现为性需求低下和性高潮的缺乏，对性生活没有正常需求甚或非常厌恶性生活。一般女性多于男性。由于受传统思想的影响，很多患者感觉难以启齿，不愿意就诊治疗，艾灸对此有较为满意的疗效，足不出户即可调理。

（一）艾灸处方

关元、气海、命门、三阴交、肾俞。

（二）操作方法

采用温和灸的方法，每穴每次灸 15~30 分钟，每日或隔日 1 次，连用 10 次为 1 个疗程，每疗程间隔 3~5 天。当症状改善后可每周调理 2~3 次。

（三）注意事项

（1）避免各种类型的性刺激，在治疗期间先停止性生活。避免服用能引起性功能低下的药物。

（2）本病心理因素极为关键，要注意心理的调节，多参加一些有益的活动。坚持艾灸调理。

第四节 艾灸治疗糖尿病

糖尿病是一种慢性进行性疾病，早期症状常不明显，往往带病较长时间因其他疾病或体检中才被发现，典型的症状主要以多饮、多食、多尿和消瘦（体重减轻）为主要表现，因其治疗棘手，并发症多，缠绵难愈，故有"不死的癌症"之称。属于中医学"消渴"的范畴。

糖尿病本身并不可怕，可怕的是并发症，长期的血糖增高可导致心脑血管、肾、眼、皮肤及神经系统的慢性损害。本病以前多见于老年患者，当今发病年轻化的趋势越来越明显，值得全社会高度重视。

（一）艾灸处方

◎ 基本处方
脾俞、肺俞、肾俞、足三里、阳池、胃脘下俞、三阴交。

◎ 辨证加灸
口渴明显者，加灸太渊、大椎。

饥饿明显者，加灸胃俞、内庭。

尿量明显多者，加灸关元。

（二）操作方法

采用温和灸的方法，可分成两组交替用穴，每穴每次可灸 15~20 分钟，每日 1 次，10 次为 1 个疗程，每个疗程间休息 3~5 日。当症状改善后可每周调理 2~3 次。

（三）注意事项

（1）糖尿病的治疗较为棘手，病程漫长，所以需要坚持长期治疗。灸法治疗本病对早、中期的患者及轻度患者疗效好，对病程长而病情重的患者可作为一种有效的辅助手段。

（2）在艾灸过程中需要持之以恒地合理运动，并遵循正确的饮食习惯。

第五节　艾灸调理高血压

高血压的危害已是众人皆知，是心脑血管、中风、肾病的重要原因。目前西医学对高血压病的治疗尚不令人满意，属于终生用药性疾病。艾灸对早期、轻中度高血压的调理效果较好，无论在改善症状方面，还是降低血压方面，可达到治愈或基本治愈的目的。高血压病在过去主要见于老年人，但随着物质生活水平的提高，社会竞争性的增大，其发生已经越来越年轻化，当应引起全社会高度重视。

（一）艾灸处方

◎ 基本处方

曲池、悬钟、风池、足三里、涌泉。

◎ 辨证加灸

伴头痛头晕、口苦易怒者，加灸风府、阳陵泉。

伴潮热盗汗、失眠多梦者，加灸三阴交、肾俞。

伴身体沉重、胸闷心悸者，加灸丰隆、阴陵泉。

伴身体消瘦，气短乏力者，加灸脾俞、气海。

（二）操作方法

采用温和灸的方法，每穴每次灸 20~30 分钟，隔日 1 次，10 次为 1 个疗程，每疗程间隔 5 天。当血压降低后，仍需要坚持治疗，可每周调理 2~3 次。

（三）注意事项

（1）长期服用降压药者，在艾灸调理过程中，不要突然停药，当血压控制稳定后，再逐渐减少药物的用量。

（2）艾灸对轻中度高血压有较好的疗效，但需要较长时间的坚持，对重度高血压仅作为辅助疗法。

第六节 艾灸调理高脂血症

高脂血症是指血中脂质成分过高，是导致动脉硬化及心血管疾病发生的重要原因，随着年龄的增长发病率增高。由于当今生活水平的提高，以及不合理的饮食因素，发病呈年轻化。中医认为本病与脾的关系最为密切，治疗重在调脾。艾灸调理本病有很好的作用，值得大力推广。

（一）艾灸处方

中脘、阴陵泉、丰隆、足三里、脾俞、三阴交。

（二）操作方法

采用温和灸的方法，将上述穴位分成 2 组，每次每穴灸 15~30 分钟，每天 1 次，每 10 次为 1 个疗程，每疗程间隔 5 天。当症状改善后，可每周调理 2 次。

（三）注意事项

（1）在艾灸调理的时候要注意合理饮食，要做到低盐低脂清淡饮食，戒烟限酒，平时多喝水，保持大小便的通畅，坚持合理的运动。

（2）每穴一定要灸透，因此每次的调理需要较长时间。

第十四章
杂病简易灸法

1. 蚊虫叮咬

处方：阿是穴（虫咬处）。

操作方法：用紫皮独头蒜，将蒜片切至 0.3cm 后，再扎数孔，将蒜片放置于患处，用麦粒灸，至灸到不痒不痛为止。

2. 扁桃体炎

处方：经渠、合谷。

操作方法：直接麦粒灸，每次 3~5 壮，每次用 2 穴，交替用之，每日 1 次。

3. 慢性荨麻疹

处方：神阙。

操作方法：采用温和灸的方法，灸到全身微微出汗。每日 1 次，7~10 次为 1 个疗程。

4. 赘疣

处方：拳尖、支正。

操作方法：拳尖穴采用直接灸，炷如枣核大，一般灸 3~5 壮。支正穴采用温和灸的方法，一般灸 20~30 分钟。每日或隔日 1 次。

5. 狐臭

处方：阿是穴（先剪掉腋毛，再用淀粉水调涂患处，1 周后，在腋下有一黑点反应，有一如针鼻大的小孔处即是）。

操作方法：用麦粒大小艾炷直接灸之，灸 3~5 壮即可。

7. 急性肠炎

处方：肘尖。

操作方法：采用温和灸的方法，两穴同用，灸到症状消失为止。

8. 肠痈（阑尾炎）

处方：肘尖、合谷。

操作方法：两穴采用温和灸的方法，每穴灸 20~30 分钟，每日 1 次。

9. 口臭

处方：劳宫。

操作方法：采用温和灸的方法，每次 10~15 分钟，每日 1 次。

10. 尿潴留

处方：神阙。

操作方法：用食盐将神阙穴填平，用麦粒大小艾炷施灸，灸至排尿时为止。

11. 腹中痞块

处方：阿是穴（即痞块存在部位）。

操作方法：采用直接灸，炷如枣核大，每次灸 5~7 壮，痞块在左灸左边穴位，痞块在右灸右边穴位，两边都有则两边均灸。

12. 早泄

处方：志室。

操作方法：采用悬浮灸的方法，每次 20~30 分钟，每日 1 次，10 次为 1 个疗程。

常用穴位索引

（按笔画排序）